BEATE LÖFFLER

111 Genießerrezepte für Magen und Darm

Sanfte Schonkost bei Völlegefühl, Blähungen, Verstopfung und Sodbrennen

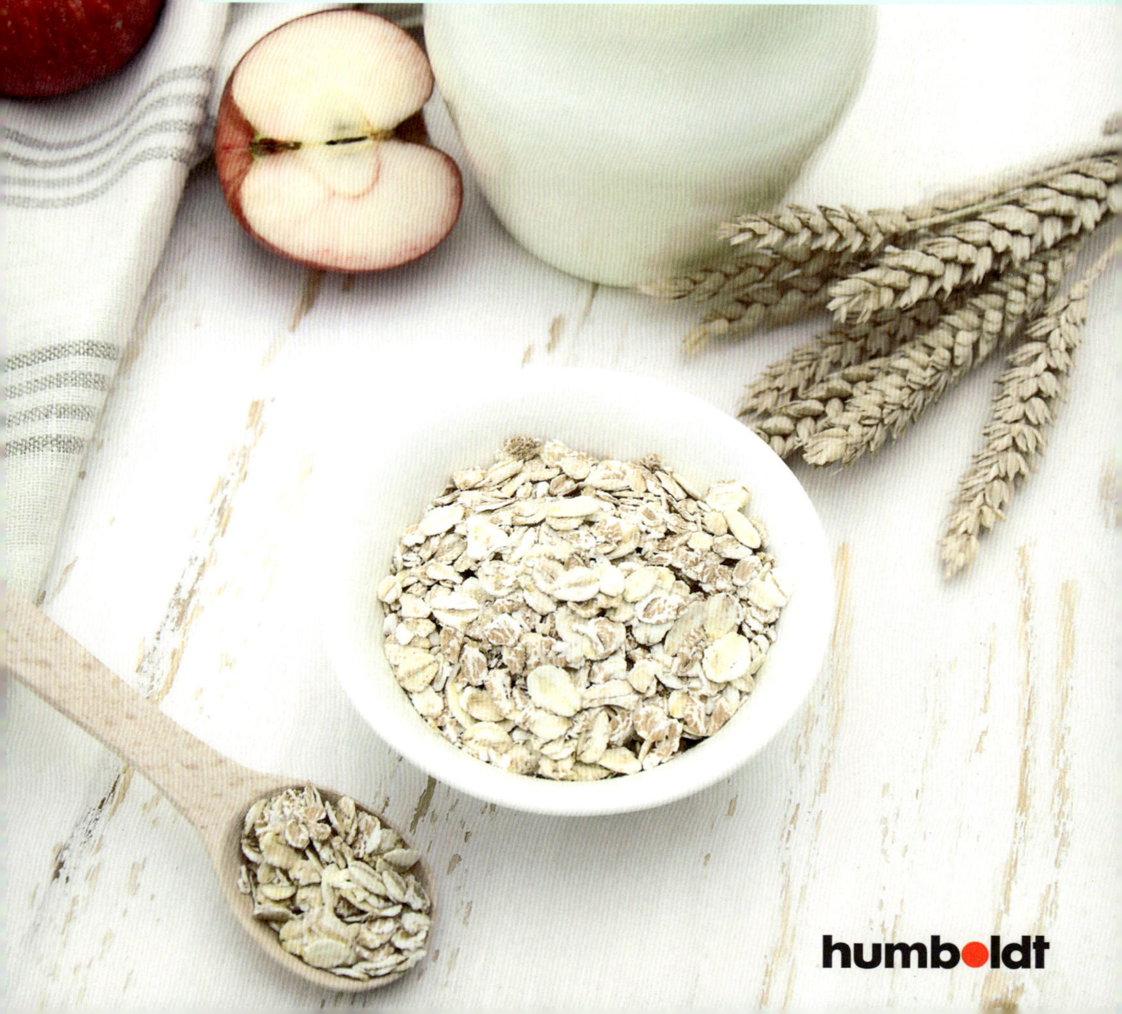

humboldt

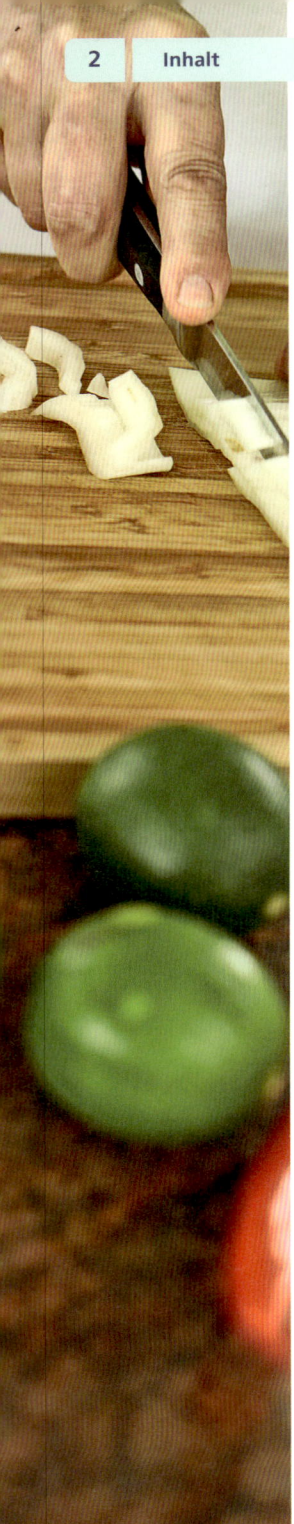

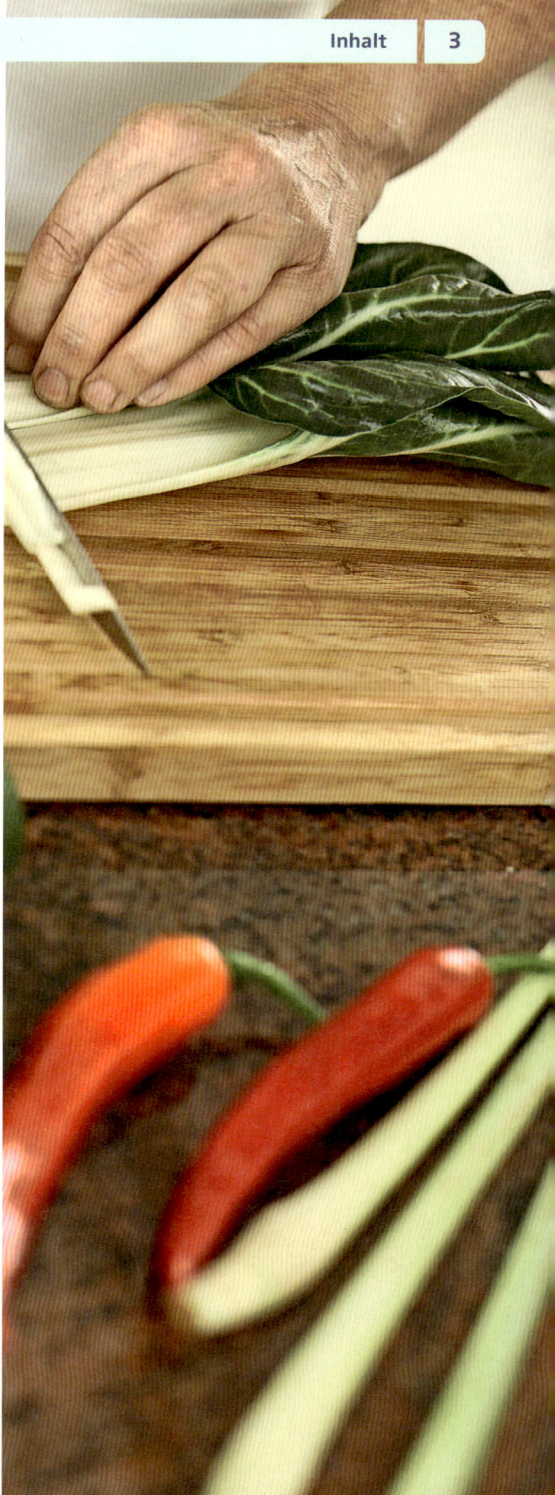

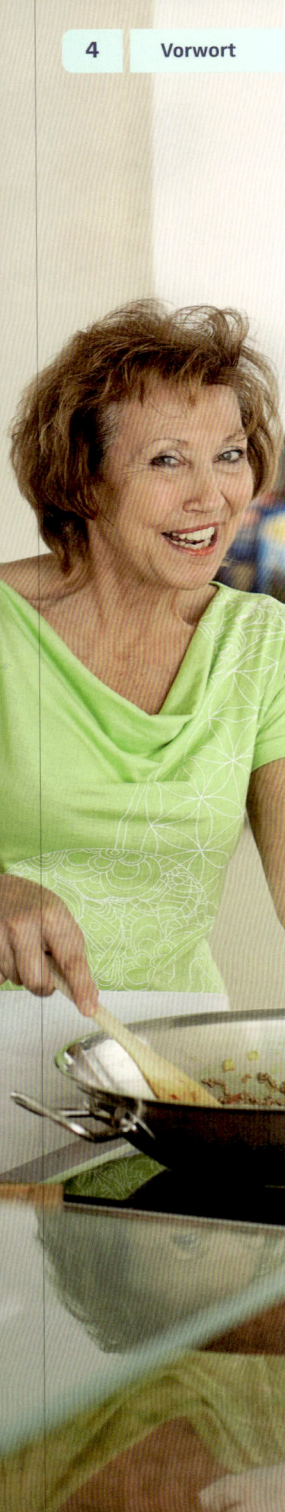

VORWORT

Liebe Leserin, lieber Leser,

in meiner langjährigen Berufspraxis im Ernährungsbereich berate ich immer häufiger Patienten mit Darmproblemen. Meist kommen die Menschen mit Gewichtsproblemen oder Diabetes zu mir, viele aber auch mit Nahrungsmittelunverträglichkeiten. Untersuche ich sie dann genauer, beispielsweise mit einer tiefgehenden Diagnostik mittels Stuhlproben und Blutuntersuchungen, stellt sich oft heraus, dass der Darm oder die einzelnen Verdauungsorgane Auslöser der Beschwerden sind.

Es gibt zahlreiche Ernährungsprogramme, Diäten und Spezialprodukte gegen Magen- und Darmbeschwerden – die Masse an Angeboten ist kaum zu überblicken. Daher habe ich mich entschlossen, einen praktischen und lebensnahen Ratgeber zu schreiben, der Betroffenen konkret zeigt, wie sie ihre Beschwerden durch eine vernünftige Ernährung in den Griff bekommen können.

In einer kurzen Einführung gebe ich Ihnen einen Überblick über den Verdauungsprozess und beschreibe die häufigsten Verdauungsbeschwerden. Der Schwerpunkt des Buches liegt jedoch auf den Rezepten: Ich habe für Sie 111 einfache Rezepte zusammengetragen, die Beschwerden wie Blähungen, Verstopfung und Durchfall verbessern und die effektiv dazu beitragen können, eine Chronifizierung Ihrer Beschwerden zu verhindern.

Die Rezepte sind unkompliziert und gehen schnell, sie sind vollwertig, gut verträglich und vor allem lecker. Sie helfen Ihnen dabei, Ihre Ernährung nach und nach umzustellen. Ziel ist, dreimal am Tag Obst und zweimal am Tag Gemüse zu essen. Damit schaffen Sie eine gute Grundlage für eine ausreichende Versorgung mit Ballaststoffen, die für eine gute Verdauung unerlässlich sind. Die Getreideprodukte aus Vollkorn sorgen darüber hinaus für anhaltende Sättigung und weniger Lust auf ungesunde süße oder fettige Snacks.

Durch eine Änderung Ihrer Ernährungsweise stärken Sie die Darmflora und werden widerstandfähiger gegen Infektionen und Erkältungen. Gesunde Milchsäurebakterien entsorgen Giftstoffe und der Körper kann Vitamine und Mineralstoffe besser aufnehmen, was ebenfalls zu Ihrem körperlichen Wohlbefinden beiträgt.

Probieren Sie es aus! Ich wünsche Ihnen viel Freude beim Lesen und Nachkochen der Rezepte!

Ihre
Beate Löffler
Diplom Ökotrophologin

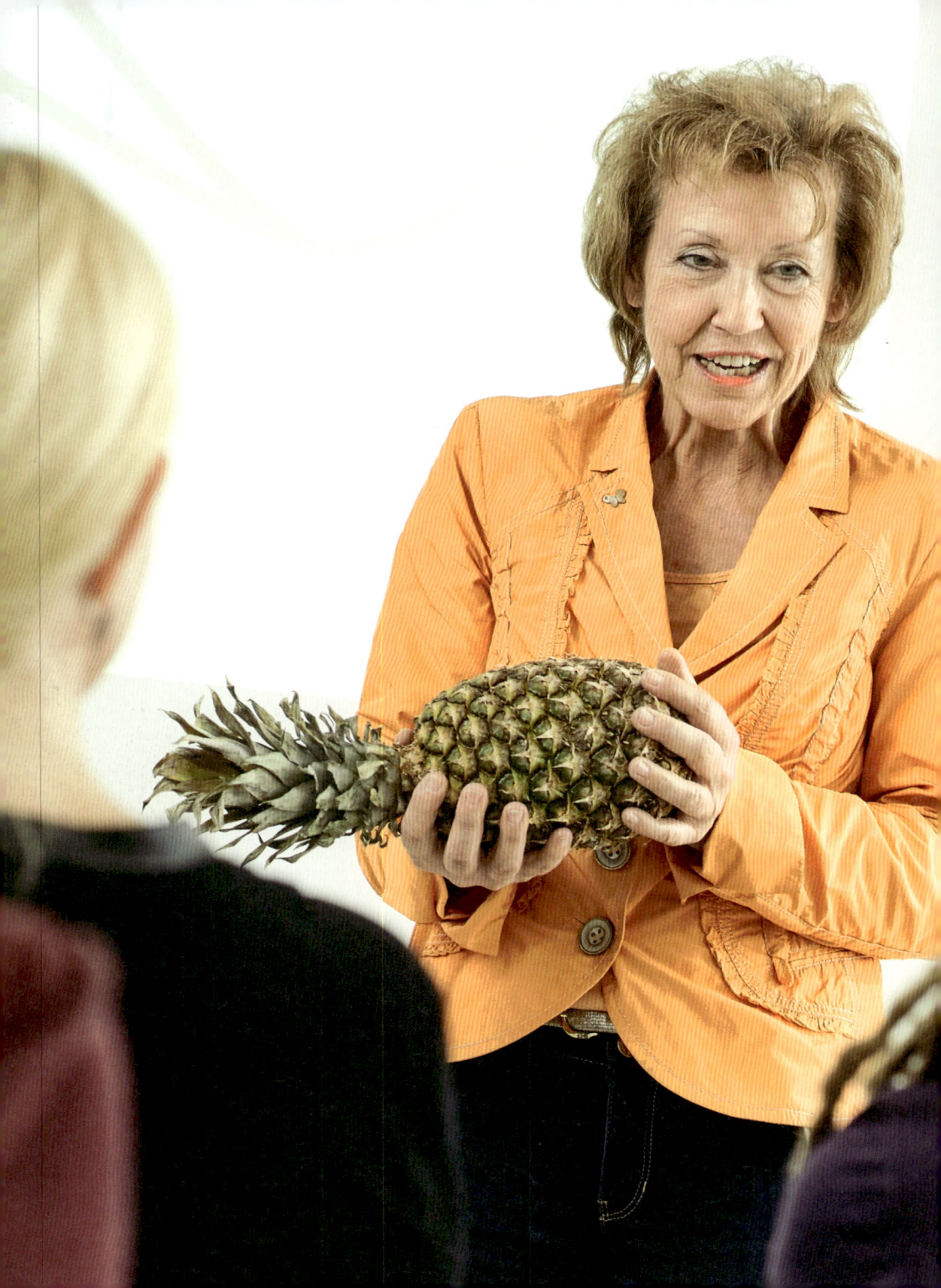

UNSERE VERDAUUNG – DAS SOLLTEN SIE WISSEN

Probleme mit der Verdauung haben wir alle hin und wieder. Doch wenn Sie häufig oder regelmäßig unter Verstopfung, Durchfall oder Blähungen leiden, ist es Zeit, etwas dagegen zu tun. In diesem Kapitel erfahren Sie, wie die Verdauung funktioniert und welche Rolle die Ernährung dabei spielt. Darüber hinaus gebe ich Ihnen konkrete Ernährungsregeln an die Hand, mit denen Sie häufige Verdauungsbeschwerden in den Griff bekommen.

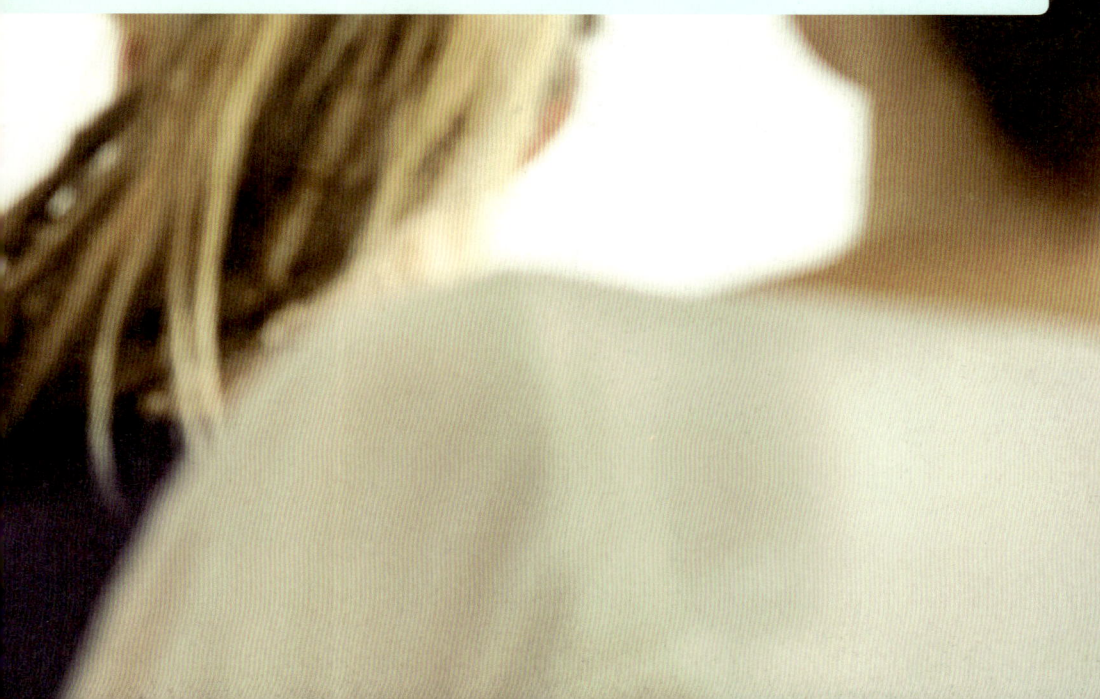

Der Weg der Nahrung durch unseren Körper

Mit „Verdauung" werden alle Vorgänge im Körper bezeichnet, die mit der Verwertung von Nahrung im Zusammenhang stehen: vom Kauen der Nahrung im Mund über die weitere Aufspaltung der Nahrung im Verdauungstrakt, damit die Nährstoffe vom Körper aufgenommen werden können, bis zur Ausscheidung der nicht verwertbaren Stoffe.

Zum Verdauungstrakt gehören Mund, Rachen und Speiseröhre, der Magen-Darm-Trakt mit Magen, Dünndarm, Dickdarm und Mastdarm sowie die Drüsen, die die Verdauungssäfte absondern.

!

Als Verdauung bezeichnet man die Umwandlung von Kohlenhydraten, Fetten und Eiweißen in Verbindungen wie Traubenzucker, Aminosäuren und Fettsäuren.

Der Weg durch den Verdauungstrakt

Verdauung beginnt im Mund. Dort wird die Nahrung mithilfe der Zähne zerkleinert und mit Speichel angereichert. Der entstandene Brei wird durch die Speiseröhre in den Magen transportiert, dort sorgen Muskelkontraktionen für die weitere Zerkleinerung und die Durchmischung mit dem Magensaft, wodurch der Brei leicht sauer wird.

Der Magenpförtner leitet den Nahrungsbrei in kleinen Portionen an den Zwölffingerdarm weiter – das ist der oberste Abschnitt des Dünndarms. Im Zwölffingerdarm neutralisieren die Verdauungssäfte der Bauchspeicheldrüse und der Leber den sauren Nahrungsbrei. Sie liefern Enzyme, wodurch Eiweiß, Kohlenhydrate und Fette aufgespalten werden. Nun können die Nährstoffe von der Darmwand des Dünndarms aufgenommen werden und ins Blut gelangen. Dafür sind die beiden folgenden Abschnitte zuständig, der Krummdarm und der Leerdarm.

Durch sogenannte peristaltische Bewegungen wird der Darminhalt weitertransportiert, die Nährstoffe werden unterwegs absorbiert und können so von allen Körperzellen verwertet werden.

Die Nahrungsbestandteile, die im Dünndarm nicht verarbeitet werden können, gelangen zum Dickdarm.

Im Dickdarm wird der verbliebene Nahrungsbrei zu Stuhl umgewandelt. Dies geschieht unter anderem mit Hilfe von Bakterien, die die Substanzen umbauen – dabei entstehen Gase und unangenehme Gerüche. Außerdem wird dem Nahrungsbrei Wasser entzogen, er wird verdickt. Die unverwertbaren Nahrungsbestandteile sammeln sich im Mastdarm, dem letzten Abschnitt des Verdauungssystems, und werden schließlich über den After als Stuhl ausgeschieden.

So lange bleibt die Nahrung in unserem Körper
Wie lange die Speisen im Magen verbleiben, hängt von ihrer Zusammensetzung ab. Am schnellsten passiert ihn kohlenhydrathaltige Nahrung, zum Beispiel bleibt Weißbrot eine Stunde lang im Magen. Eiweißreiche Nahrungsmittel bleiben drei bis sechs Stunden dort, fettreiche Speisen bis zu acht Stunden. Je schlechter die Nahrung zerkaut wird, desto länger verbleibt sie im Magen. Auch die Passage durch den weiteren Verdauungstrakt hängt von der Art der Speisen ab. Die Nahrung verbleibt ...
- im Mund ca. 1 Minute
- in der Speiseröhre 2 bis 3 Sekunden
- im Magen 1 bis 6 Stunden
- im Dünndarm 6 bis 9 Stunden
- im Dickdarm 6 bis 30 Stunden
- im Mastdarm 6 bis 120 Stunden

Die Verdauungssäfte

Damit die Nährstoffe der Nahrung im Dünndarm aufgenommen werden können, müssen sie vorher in kleinste Teile zerlegt werden. Dies geschieht mithilfe der Verdauungssäfte, zu denen unter anderem der Speichel, der Magensaft und die von der Leber produzierte Galle gehören. Die Verdauungssäfte enthalten Enzyme,

! Das sind die wichtigsten Verdauungssäfte: Speichel, Magensaft, Bauchspeicheldrüsensekret und Galle.

die für die Aufspaltung von Eiweiß, Fett und Kohlenhydraten erforderlich sind.

Der Speichelfluss wird von Geruch, Geschmack sowie Gedanken an Lebensmittel ausgelöst. Er ist unwillkürlich, wir können ihn nicht steuern. Der Speichel ist vor allem für die Reinigung des Mundes, für den Transport der Nahrung sowie für die Vorverdauung der Kohlenhydrate zuständig. Die Speichelproduktion hängt auch davon ab, wie viel wir trinken. Vor allem wenn wir sehr wenig trinken oder durstig sind, verringert sie sich spürbar.

> **!**
> Im Speichel befinden sich auch Vitamine, Mineralstoffe und Abwehrstoffe.

Der Magensaft wird von der Magenschleimhaut abgegeben und ist mit einem pH-Wert von 1 bis 2 stark sauer. Er sorgt dafür, dass Krankheitserreger in der Nahrung abgetötet werden und ist auch dafür zuständig, das Eiweiß zu verändern und damit seine Aufspaltung zu erleichtern. Darüber hinaus werden die Kohlenhydrate der Nahrung weiter abgebaut.

Das Sekret der Bauchspeicheldrüse (Pankreassekret) neutralisiert die Säure, es enthält außerdem Enzyme zur Aufspaltung von Fett, Eiweiß und Kohlenhydraten. Die Zweifachzucker werden in Einfachzucker aufgespalten und die kleineren Eiweiße zu den kleinsten Bausteinen, den Aminosäuren zerlegt.

Die Galle wird in der Leber produziert und in der Gallenblase eingedickt und gespeichert. Diese zähe Körperflüssigkeit brauchen wir für die Fettverdauung sowie für die Ausscheidung von Stoffwechselabbauprodukten und Giftstoffen. Gallensaft schmeckt äußerst bitter, wer unter Aufstoßen leidet oder schon einmal stark erbrechen musste, weiß das. Galle sorgt dafür, dass das wasserunlösliche Fett aus der Nahrung in eine Emulsion überführt wird. Diese wird durch die Darmbewegungen in winzige Tröpfchen zerteilt, sodass die im Bauchspeichelsekret enthaltenen Enzyme das Fett in kleinste Bestandteile spalten können.

Der Magen-Darm-
Trakt des Menschen.

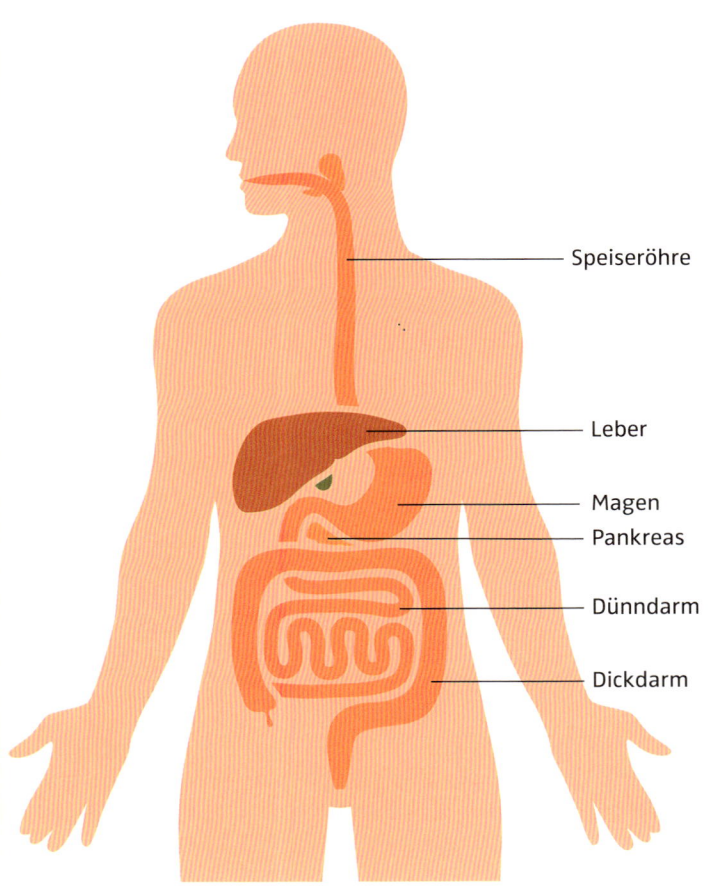

Speiseröhre

Leber

Magen

Pankreas

Dünndarm

Dickdarm

Die Verdauungshormone

Neben den Verdauungssäften gibt es noch die Verdauungshormone. Verdauungshormone sind an der Aufspaltung der Nährstoffe aus der Nahrung sowie an deren Aufnahme in den Körper beteiligt. So bilden die sogenannten G-Zellen der Magenschleimhaut das Hormon Gastrin. Es steigert die Magenbewegung und sorgt für den Weitertransport des Nahrungsbreis, fördert die Bildung von Salzsäure im Magen und regt die Ausschüttung von Galle und Bauchspeicheldrüsensekret an. Das Hormon wird freigesetzt, wenn der Pförtnervorraum des Magens gedehnt oder der Eingeweidenerv zum Beispiel durch Geruchs- oder Geschmackswahrnehmung gereizt wird. Gastrin regt die Herstellung von Magensaft an, sobald Nahrung in den Magen gelangt ist.

Die Schleimhaut des Dünndarms bzw. des Zwölffingerdarms (der erste Teil des Dünndarms) stellt die Hormone Sekretin und Pankreozymin-Cholezystokinin her. Sekretin sorgt dafür, dass das die Magensäure neutralisierende Bikarbonat hergestellt wird. Außerdem regt es die Bildung von Galle an und hemmt die Magenbewegung. Das Pankreozymin-Cholezystokinin wird als Reaktion auf Fett und Magensäure produziert. Es regt die Ausschüttung von Bauchspeichelsekret an und bewirkt die Kontraktion der Gallenblasenmuskulatur. Dadurch wird die Galle in den Gallengang gepresst und in den Zwölffingerdarm abgegeben. Sogar während des Schlafs wird die Verdauung fortgesetzt – besonders durch das Hormon Somatotropin, das zu einer schnelleren Aufnahme an Nährstoffen führt.

> **!**
>
> Stresshormone, Glückshormone und das Schlafhormon Melanin werden ebenfalls im Darm gebildet.

Die Verdauung – kurz und knapp

Im Mund wird die Nahrung durch intensives Kauen zerkleinert, die Kohlenhydrate werden durch das Enzym Amylase vorverdaut.

Im Magen werden die Eiweiße durch Salzsäure und Enzyme aufgespalten.

In den Dünndarm leiten Bauchspeicheldrüse und Gallenblase ihre Verdauungssäfte, um den sauren Speisebrei zu neutralisieren. Wenn die Hauptnährstoffe Eiweiß, Kohlenhydrate und Fette in Einzelbausteine zerlegt sind, gelangen sie in den Pfortader-Kreislauf und werden über Blut und Lymphe im ganzen Körper verteilt. Auch Vitamine und Mineralien gelangen so in die Zellen.

Den Dickdarm erreichen die unverdauten Nahrungsbestandteile, vor allem Ballaststoffe. Hier wird dem Nahrungsbrei Wasser entzogen. Zur Feinregulierung der richtigen Stuhlkonsistenz ist die Darmflora verantwortlich.

Im Mastdarm sammelt sich der Stuhl und wird mit Hilfe des willkürlichen Nervensystems über den After schließlich ausgeschieden.

Gesunde Darmflora – gute Verdauung

Der Darm ist unser größtes Immunorgan. 70 Prozent der Immunzellen sitzen im Darm! Für die Entwicklung und Aufrechterhaltung des Immunsystems sowie für die Verdauung ist die Darmflora – die Gesamtheit der im Darm angesiedelten Mikroorganismen – sehr wichtig.

Zu Beginn des Lebens ist der Darm keimfrei. Erst bei der Geburt wird er auf dem Weg durch die mütterliche Scheide mit Bakterien besiedelt. Danach kommen Mikroorganismen aus der Nahrung und der Umgebung hinzu. Wird der Säugling gestillt, siedeln sich vorwiegend die wichtigen Bifidobakterien im Darm an. Wird er nicht gestillt, zusätzlich Milchsäurebakterien (Laktobakterien). Erhält das Baby dann Beikost, kommen Fäulnisbakte-

!

Unser Stuhl besteht zu über 50 Prozent aus Bakterien.

rien und andere Keime hinzu, die dem Stuhl seinen charakteristischen Geruch verleihen. Die Darmflora verändert sich im Verlauf des Lebens und sie ist bei jedem Menschen anders.

Mikroorganismen spielen eine wichtige Rolle bei der Verdauung. Die Zusammensetzung der Mikroorganismen unseres Darms ist in den einzelnen Darmabschnitten unterschiedlich. Im Zwölffingerdarm finden sich zum Beispiel Milchsäurebakterien, Streptokokken und Hefepilze. Der Leerdarm ist dann nahezu frei von Mikroorganismen, während im Krummdarm wieder Milchsäurebakterien, Streptokokken, Bifidobakterien und Fusobakterien vorkommen. Unseren Dickdarm besiedeln rund 400 bis 600 verschiedene Mikroorganismen, sie erfüllen wichtige Funktionen für unsere Gesundheit:

- Sie tragen dazu bei, Krankheitserreger abzuwehren und sind für die Entwicklung eines funktionierenden Immunsystems verantwortlich. Dies geschieht zum Beispiel durch Verdrängung schädlicher Mikroorganismen, indem die nützlichen Darmbakterien um die gleichen Nahrungsbestandteile konkurrieren wie die fremden Keime.
- Sie produzieren B-Vitamine und das Vitamin K.
- Sie zersetzen unverdauliche Ballaststoffe, aus denen noch Fettsäuren freigesetzt werden. Damit unterstützen die Bakterien den Darm bei der Verdauung.

Zu den nützlichen Darmbakterien zählt in erster Linie das Bakterium Escherichia coli, das zu unserer natürlichen Darmflora gehört. Es kann Trauben- und Milchzucker sowie Eiweiß abbauen und bildet verschiedene B-Vitamine, wie B1 und B12. Bestimmte Untergruppen davon können jedoch schwere bis lebensgefährliche Durchfallerkrankungen hervorrufen: So ist Escherichia coli turista für Durchfälle auf Reisen verantwortlich, da wir an die Bakterienstämme des Urlaubsortes nicht gewöhnt sind und der Körper unter Umständen heftig darauf reagiert.

!

Zu den Mikroorganismen gehören Bakterien, Pilze einschließlich der Hefepilze, viele Algen und die Protozoen (Einzeller).

Die Zusammensetzung der Darmflora hängt unter anderem von der Beschaffenheit der Darmschleimhaut, von Stress, der Ernährung und auch von Medikamenten ab. So töten Antibiotika verschiedene Bakterienarten ab, die dann erst wieder aufgebaut werden müssen.

Eine ballaststoffreiche Ernährung bildet die Grundlage dafür, dass sich die nützlichen Bakterien ausreichend vermehren können, insbesondere die Bifidobakterien. Lebensmittel, die Milchsäurebakterien in größerer Anzahl enthalten, sind ebenfalls günstig für eine gesunde Darmflora. Dazu gehören vor allem Sauermilchprodukte wie Joghurt, Quark, Sauerkraut und milchsaures Gemüse. Milchsäurebakterien bauen Kohlenhydrate zu Milchsäure ab. Dadurch haben sie einen sehr positiven Einfluss auf die Darmflora, sie beschleunigen die Darmpassage des Stuhls und tragen dazu bei, dass gesundheitsschädigende Stoffe schneller aus dem Darm ausgeschieden werden, womit zum Beispiel Darmkrebs vorgebeugt wird.

> **!**
> Zur Prävention von Allergien, Nahrungsmittelunverträglichkeiten und Autoimmunerkrankungen sind Milchsäurebakterien entscheidend.

Ballaststoffe – alles andere als „Ballast"

Ballaststoffe sind für Menschen mit Verdauungsproblemen besonders wichtig, da sie sehr positiv auf die Darmfunktion wirken. Wenn diese unverdaulichen Nahrungsbestandteile in den Dickdarm gelangen, saugen sie Wasser auf und quellen. Das Volumen des Nahrungsbreis vergrößert sich, der Stuhl wird weicher, der Reiz, der auf die Darmwände ausgeübt wird, regt die Darmtätigkeit an und die Zeit der Darmpassage wird verkürzt.

Ballaststoffe unterteilt man in wasserlösliche und wasserunlösliche Ballaststoffe. Wasserunlösliche Ballaststoffe quellen im Wasser und werden von den Darmbakterien nicht oder nur zum geringen Teil abgebaut. Sie binden im Darm Wasser und erhöhen direkt das Stuhlvolumen. Ein Beispiel ist die Zellulose, der häufigste Ballaststoff und Gerüstsubstanz pflanzlicher Zellen. Wasserlösliche Ballaststoffe hingegen können im Dickdarm von Darmbakterien abgebaut werden. Sie sind also „Bakterienfutter" und sorgen so für die Vermehrung der Darmbakterien. Sie bilden mit Wasser ein Gel, was den Stuhl weicher macht und die Darmmotorik anregt. Zu den löslichen Ballaststoffen gehören Pektine, resistente Stärke oder Gelstoffe aus Meeresalgen. Pektine findet man in den Zellwänden von Obst und Gemüse.

Ursprünglich war man der Meinung, Ballaststoffe seien Ballast und hätten keine Vorteile für den Menschen. Diese Meinung änderte sich, als man feststellte, dass Bevölkerungsgruppen, deren Nahrung einen hohen Anteil an Ballaststoffen aufweist, kaum Dickdarmkrebs bekommen. Vergleicht man weltweit das Vorkommen der verschiedenen Krebsarten mit den Ernährungsweisen, so zeigt sich, dass Dickdarmkrebs in Europa und Nordamerika häufig und in den Ländern der Dritten Welt selten vorkommt.

Eine ballaststoffreiche Ernährung fördert also nicht nur eine geregelte Verdauung, es senkt auch das Darmkrebsrisiko und schützt darüber hinaus vor anderen Krankheiten des Enddarms wie Hämorrhoiden.

> **!**
>
> Ballaststoffe beeinflussen die Funktion des Magen-Darm-Kanals positiv.

Wie viele Ballaststoffe benötigen Sie?

Erwachsene sollten täglich mindestens 30 Gramm Ballaststoffe zu sich nehmen, so die allgemein gültigen Empfehlungen. Mit durchschnittlich 20 Gramm Ballaststoffen pro Tag liegen wir deutlich unter diesem Wert. Um die Zufuhr zu erhöhen, sollten Sie jedoch nicht gleich zu Tabletten greifen oder zum Frühstück nur noch Weizenkleie essen. Wie bei allen Nährstoffen ist auch hier der isolierten Form immer die komplexe Form vorzuziehen, in diesem Fall also das ballaststoffreiche Lebensmittel dem Lebensmittelzusatz. Gut geeignet sind Getreide und Getreideprodukte, Hülsenfrüchte, Obst und Gemüse, vor allem Vollkornbrot und ganz allgemein Vollkornprodukte.

Um einen hohen Ballaststoffanteil zu erreichen, ist eine vielseitige, vorwiegend pflanzliche Ernährung mit viel Abwechslung gefragt, da sich in den Lebensmitteln unterschiedliche Ballaststoffe befinden, die verschiedene Wirkungen haben. Durch die Vielfalt der Lebensmittel stellen Sie sicher, dass Sie alle Ballaststoffarten aufnehmen und von ihren Wirkungen profitieren. Als Richtlinie gilt: Ungefähr die Hälfte der Nahrung sollte aus Getreide und seinen Erzeugnissen bestehen, der Rest aus Hülsenfrüchten, Gemüse und Obst.

> **!**
> Ungefähr die Hälfte der Nahrung sollte aus Getreide und seinen Erzeugnissen bestehen, der Rest aus Hülsenfrüchten, Gemüse und Obst.

Auf eine ballaststoffreiche Ernährung umstellen

Die Umstellung auf eine ballaststoffhaltige Ernährung ist einfach: Tauschen Sie wo immer es geht ballaststoffarme Lebensmittel gegen ballaststoffreiche Varianten aus. In der Tabelle finden Sie ein paar Anregungen.

BALLASTSTOFFARM	BALLASTSTOFFREICH
Brötchen, Toastbrot, Weißbrot, Croissant	Vollkornbrot, Leinsamenbrot, Grahambrot, Pumpernickel
Torten, Kuchen, Waffeln, Kekse, Zwieback	Vollkornzwieback, Vollkornkekse, Kuchen mit Vollkornmehl gebacken, Früchtebrot
Teigwaren	Vollkornteigwaren, Hirse, Grünkern
Polierter Reis	Vollkornreis
Cornflakes	Getreideflocken, Vollkornhaferflocken
Pudding, Eis	Beerenfrüchte, Rote Grütze, Obstsalat, Müsli, Trockenobst

Tauschen Sie helles Mehl gegen Vollkornmehl aus oder mischen Sie beides. Essen Sie mehr Getreideprodukte, verzehren Sie reichlich Gemüse, Hülsenfrüchte, Kartoffeln, Keimlinge, Salat und

Obst und mischen Sie helle Nudeln mit den Vollkornvarianten. Besonders hoch ist der Ballaststoffanteil in den Randschichten von Getreidekörnern. Deshalb finden Sie reichlich Ballaststoffe in Getreideflocken, Vollkornnudeln und Naturreis. Bei Brot sollten Sie vor allem am Anfang auf Mehl mit einem hohen Ausmahlungsgrad achten. Vollkornerzeugnisse oder Brot aus Schrot liefern die größten Mengen an Ballaststoffen.

Wenn Sie sich bisher ballaststoffarm ernährt haben und das ändern möchten, dann sollten Sie dies Schritt für Schritt tun. Denn Ihr Darm muss sich erst daran gewöhnen. Anfangs werden Sie vielleicht ein paar Beschwerden haben, wie Blähungen, doch dies legt sich in aller Regel bald wieder. Kauen Sie alles, was Sie essen, in Ruhe und vergessen Sie nicht, reichlich Flüssigkeit zu sich zu nehmen – 2 bis 2,5 Liter am Tag. Damit die Ballaststoffe ihre positive Wirkung entfalten können, brauchen sie genügend Flüssigkeit, um zu quellen.

Wichtige Lieferanten für Ballaststoffe sind:

- Dinkel, Gerste, Hafer, Mais, Roggen, Weizen und das Vollkornmehl daraus; Vollkornprodukte
- Kleie, besonders Hafer- und Weizenkleie
- Nüsse und Samen, besonders Leinsamen, Mohn, Mandeln, Erdnüsse, Macadamianüsse und Pistazien
- Gemüse, vor allem die verschiedenen Kohlsorten, aber auch Möhren, Fenchel und Kartoffeln
- Hülsenfrüchte wie Bohnen, Erbsen, Linsen, Kichererbsen und Sojabohnen
- Obst, besonders Trockenobst wie Datteln, Feigen, Pflaumen und Rosinen
- Gelier- und Dickungsmittel wie Guarkernmehl und Johannisbrotkernmehl

> **!**
> Wer sich ballaststoffreicher ernähren möchte, sollte die Menge an Ballaststoffen langsam erhöhen, um Blähungen zu vermeiden.

Nicht jeder verträgt Ballaststoffe
Die meisten Menschen mit Verdauungsproblemen profitieren von einer ballaststoffreichen Ernährung. Manche vertragen sie aber auch nicht und reagieren mit Blähungen und Verstopfung. Auch wer Medikamente wie opiathaltige Schmerzmittel, Antiepileptika, trizyklische Antidepressiva, Parkinsonmittel oder Blutdrucksenker einnimmt, die die Darmtätigkeit hemmen, sollte mit seinem Arzt sprechen und bei Nahrungsfasern im Essen zurückhaltend sein.

Gesund bleiben mit Ballaststoffen

Ballaststoffe quellen bereits im Magen. Dadurch vergrößern sie das Volumen der Lebensmittel, Sie werden schneller satt. Außerdem tragen Ballaststoffe dazu bei, dass manche Nahrungsbestandteile, wie der Traubenzucker, langsamer aufgenommen werden. Dadurch steigt der Blutzuckerspiegel langsamer und nicht so steil an.

Wissenschaftlich bewiesen ist, dass eine ballaststoffreiche Ernährung Typ-2-Diabetes vorbeugt. Man vermutet sogar, dass ballaststoffreiche Kost über einen längeren Zeitraum zu einer Vermehrung der Insulinrezeptoren führt, sodass das Hormon besser wirken kann. Es scheint, als würde die gesamte Zuckerverdauung verbessert.

Durch manche Ballaststoffe wird Cholesterin reduziert, auch Triglyzeride und Fettsäuren werden weniger aufgenommen. Ballaststoffe wirken sich also günstig auf den Cholesterinspiegel aus.

Eine Ernährung mit mehr als 10 Gramm Ballaststoffen pro Mahlzeit wird bei Verstopfung, Divertikulose (Ausstülpungen der Dickdarmwand) und hohem Cholesterinspiegel empfohlen. In solchen Fällen werden sogar Ballaststoffmengen von 50 bis 60 Gramm pro Tag angeraten. Damit Ballaststoffe gut quellen können und der Stuhlgang gleitfähiger wird, sollten Sie täglich mindestens 2 bis 2,5 Liter Flüssigkeit trinken.

!
Ballaststoffe beugen Heißhungerattacken vor!

!
Durch eine ausreichende Ballaststoffaufnahme kann sich das Darmkrebsrisiko bis zu 40 Prozent verringern.

Den Tag ballaststoffreich starten

Perfekt sind ein Vollkornbrot oder -brötchen oder zwei Knäckebrot-scheiben. Dazu am besten fettarmen Käse oder magere Wurst und etwas Streichfett – dies können Sie auch mal weglassen.

Wenn Sie gern Müsli essen, probieren Sie einmal das Knuspermüsli im Rezeptkapitel. Sie können es gut vorbereiten und bei Bedarf mit Joghurt oder Quark und Obst zum Frühstück oder als Zwischenmahl-zeit essen.

Beim Obst ist Mischen angesagt, am besten ballaststoffarme und ballaststoffreiche Sorten: zum Beispiel Orange mit Apfel, Banane und ein paar Rosinen. Dies erleichtert die Verdauung und verhindert Darmträgheit. Natürlich sollten Sie dazu viel trinken, zum Beispiel Wasser oder Tee.

Mein Ernährungskonzept für eine gute Verdauung

Krankheiten des Magen-Darm-Trakts sind weit verbreitet, beson-ders häufig sind Sodbrennen, Durchfall und Verstopfung. Diese und andere Verdauungsprobleme können Sie mit der richtigen Ernährung lindern oder sogar vollständig heilen. Dabei stehen zwei Ernährungsformen im Vordergrund, die Vollkost und die Vollwerternährung.

Vollkost

Menschen mit Magen-Darm-Problemen empfiehlt man häufig eine Vollkost. Anders als bei der Vollwerternährung (siehe unten) geht es bei der Vollkost einfach nur um die ausreichende Versor-gung mit lebenswichtigen Nährstoffen. Das Konzept stellt sicher, dass wir genug von allen lebenswichtigen Nährstoffen zu uns nehmen. Ernährungsfehler wie zu viel Fett, Zucker oder Kochsalz sollen vermieden werden.

Die „leichte Vollkost" ist eine Sonderform, bei der außerdem Lebensmittel gemieden werden, auf die viele Menschen mit Blähungen, Völlegefühl und Aufstoßen reagieren: zum Beispiel rohe Zwiebeln, Kohlgemüse, Bohnen, frisches Hefegebäck und rohes Steinobst. Das Essen sollte nur leicht gewürzt sein, statt gebratener oder gerösteter Speisen werden gedünstete oder in Folie gegarte Speisen bevorzugt. Die Kost sollte nicht zu fett- oder zuckerreich sein und weder zu heiß noch zu kalt verzehrt werden. Alkoholische oder kohlensäurehaltige Getränke sowie Kaffee sind ebenfalls nicht ideal.

Die leichte Vollkost ist bei folgenden Symptomen und Beschwerden besonders hilfreich:

- Magendruck
- Blähungen
- Völlegefühl
- Übelkeit
- Verdauungsbeschwerden
- Sodbrennen

Vollwerternährung

Vollwerternährung bezeichnet ein Ernährungskonzept, bei dem frische und unbehandelte Lebensmittel sowie Vollkornprodukte bevorzugt werden. Es handelt sich dabei um eine überwiegend vegetarische Ernährungsweise mit Eiern, Milch, Fisch, Vollkornerzeugnissen, frischem Obst und Gemüse, Kartoffeln und Hülsenfrüchten, ein- bis maximal zweimal wöchentlich darf Fleisch gegessen werden. Diese Ernährungsform bietet reichlich Ballaststoffe, Vitamine, Mineralstoffe, sekundäre Pflanzenstoffe und wenig Zucker.

Wer sich nach den Empfehlungen der Vollwerternährung richtet, ist gut versorgt, denn dann werden alle lebenswichtigen Nährstoffe in optimaler Menge aufgenommen. Menschen, die sich vollwertig ernähren, berichten, dass sie ein gutes Immunsystem haben und sich voller Energie fühlen. Durch die günstige Zusammensetzung der Nährstoffe trägt die Vollwerternährung dazu bei, uns vor ernährungsabhängigen Krankheiten wie Übergewicht, Verstopfung oder dem Typ-2-Diabetes zu schützen. Wer auf Vollwerternährung umstellt, kann aufgrund des ungewohnt hohen Anteils an Ballaststoffen anfangs unter Blähungen und Magendruck leiden. Doch in der Regel legen sich diese Beschwerden nach einiger Zeit wieder.

Die Vollwerternährung ist bei folgenden Symptomen und Beschwerden besonders hilfreich:

- Allgemeine Verdauungsbeschwerden
- Verstopfung
- Übergewicht

!

Mein Ernährungskonzept: eine ausgewogene und ballaststoffreiche, gut verträgliche Ernährung.

Die goldene Mitte: ballaststoffreich und gut verträglich

In meiner Praxis empfehle ich meinen Patienten die goldene Mitte: eine ausgewogene, ballaststoffreiche Ernährung, die jedoch Magen und Darm nicht belastet. Damit wird es auch Ihnen gelingen, Ihre Verdauungsbeschwerden sanft und natürlich in den Griff zu bekommen. Die Rezepte in diesem Buch enthalten daher sowohl Elemente der leichten Vollkost als auch der Vollwerternährung und tragen damit optimal zur Beschwerdefreiheit bei!

Special: Gewürze und Kräuter

Gewürze und Kräuter liefern nicht nur dem Essen Geschmack, sondern können sich auch äußerst wohltuend auf den Körper auswirken. Mit manchen Gewürzen und Kräutern können Sie aktiv die Verdauung anregen und den Darm auf natürliche Weise reinigen. Andere wirken entkrampfend und schmerzlindernd. Hier stelle ich Ihnen die wichtigsten Gewürze und Kräuter mit ihrer jeweiligen Wirkung vor.

Anis: Fördert die Produktion von Gallenflüssigkeit, wirkt verdauungs-fördernd, mildert Blähungen. Geeignet für Süßspeisen wie Obstsalate oder Milch- und Grießspeisen sowie für Brot und Kuchen

Asant: Wirkt krampflösend, unterstützt die Behandlung von Magen-, Leber- und Gallenleiden, beruhigende Wirkung auf die Psyche. Geeignet für Schmorgerichte mit Fleisch oder Gemüse, beißend scharfer und leicht bitterer Geschmack, erinnert an Knoblauch

Basilikum: Wohltuende Wirkung bei Magenbeschwerden, Blähungen und Appetitlosigkeit, beruhigende Wirkung auf das Nervensystem. Klassisches Gewürz der italienischen Küche, besonders geeignet für Salate, Gemüsegerichte und Dips

Beifuß: Wirkt magenstärkend, krampfstillend, harntreibend, fördert die Verdauung. Geeignet für Braten wie Gans, Ente, Schwein und Lamm, passt zu Aal und macht Kohlgerichte besser verdaulich

Dill: Beruhigende Wirkung auf den Darm, beseitigt Blähungen. Schmeckt zu Fischgerichten

Fenchel: Wirkt gegen Blähungen, krampflösend. Geeignet für Fisch- und Gemüsegerichte, kann als Tee zubereitet werden

Galgant: Fördert die Verdauung, beseitigt Blähungen. Geeignet für Currygerichte und Eintöpfe, passt zu Geflügel, Lamm, Fisch und Meeresfrüchten

Gewürznelke: Wirkt verdauungsfördernd, magenschonend, appetit-anregend. Geeignet für Süßspeisen, Gebäck und Punsch, gibt Fleisch- und Fischgerichten, Wild, Geflügel, Eintöpfen und Rotkohl ein besonderes Aroma, Bestandteil von Gewürztees

Ingwer: Fördert die Verdauung, löst Magenkrämpfe und regt den Appetit an. Geeignet für Lamm, Geflügel, Fisch, Gemüse, Eier und Chutneys

Kapern: Wirkt appetitanregend, verdauungsfördernd und magen-stärkend. Geeignet für Saucen, Remouladen, Tatar und Salate

Kardamom: Wirkt verdauungsfördernd, hilft bei Blähungen, lindert Magenschmerzen und Krämpfe. Geeignet für Kuchen, Gebäck, Fleisch-gerichte, Heringe, Wurst, Pasteten, Liköre und Chai Tee

Koriander: Hilft bei Störungen im Magen-Darm-Bereich, fördert Blähungen, wodurch Darmkrämpfe gelöst werden, beruhigend für das Nervensystem. Geeignet als Brotgewürz, für Hülsenfrüchte, Fleisch-, Geflügel- und Fischgerichte und Chutneys

Kreuzkümmel: Wirkt positiv auf die Verdauung, krampflösend und entspannend. Geeignet für Hülsenfrüchte, Fleisch- und Geflügelgerichte, Chutneys und Brot

Kümmel: Fördert die Verdauung und wirkt gegen Blähungen. Geeignet für Kohlgerichte, herzhafte Schmorgerichte mit Lamm, Schwein oder Gans, für pikantes Gebäck und Brot

Majoran: Wirkt magenstärkend, krampfstillend und verdauungsfördernd. Geeignet für Hülsenfrüchte, gehacktes Fleisch, Salate und Gemüsegerichte

Meerrettich: Stärkt die Abwehrkräfte, schützt vor Erkältungskrankheiten, verdauungsfördernde, kreislaufanregende und blutdrucksenkende Wirkung. Geeignet für Rindfleischgerichte, Eintöpfe und Suppen

Oregano: Hilft bei Blähungen, Durchfall und Magenschmerzen, desinfizierende und antibakterielle Wirkung. Geeignet für Pizza und Pasta, Gemüsegerichte, Schweine- und Rinderbraten

Pfefferminze: Wirkt krampflösend und schmerzstillend, hilft gegen Blähungen sowie bei Durchfall, Magenschmerzen, Übelkeit und Brechreiz. Geeignet für Hülsenfrüchte und Obstsalate, kann als Tee zubereitet werden

Rosmarin: Hilft bei Erschöpfung, Magenbeschwerden und Kopfschmerzen, regt die Gallen- und Magensaftproduktion an. Geeignet für Lamm, Wild, Schweinefleisch, Geflügel, Gemüsegerichte und Hülsenfrüchte

Sellerie: Selleriesamen lindern Blasenleiden, Sellerietriebe fördern die Verdauung von schwer verdaulichen Speisen. Geeignet für Gemüsegerichte, Suppen und Eintöpfe, Fischgerichte, Brot- und Salzgebäck

Thymian: Lindert Verdauungsbeschwerden und Halsschmerzen, wirkt krampflösend, schleimlösend und beruhigend. Geeignet für Fleischgerichte, Gemüsegerichte (besonders für Kohl), Fischterrinen, Suppen, Saucen und Salate

Verdauungsbeschwerden und was Sie dagegen tun können

„Verdauungsstörung" ist ein Oberbegriff für alle möglichen Störungen der Verdauungsabläufe. Sie äußern sich in unterschiedlichen Beschwerden und können ganz verschiedene Ursachen haben. Zu den Beschwerden zählen Appetitlosigkeit, Aufstoßen, Sodbrennen, Völlegefühl, Bauchschmerzen, Blähungen, Übelkeit, Erbrechen und Durchfall. Sehr häufige Ursachen sind eine ungesunde Ernährung und Lebensweise. Aber auch eine Veränderung der Darmflora zum Beispiel nach einer Antibiotikatherapie oder entzündliche Darmerkrankungen haben oft Probleme mit der Verdauung zur Folge. Nicht zuletzt führen Stress und seelische Probleme zu Verdauungsstörungen.

Allgemeine Verdauungsstörungen kommen häufig vor und sind in den meisten Fällen vorübergehend und harmlos. Auf den folgenden Seiten gebe ich Ihnen ein paar Ernährungsregeln an die Hand und stelle Ihnen einfache Maßnahmen vor, mit denen Sie gegen die Beschwerden angehen können. Dabei geht es zum einen darum, akute Beschwerden zu lindern, aber vor allem um langfristige Heilung und Vorbeugung. Wenn Sie häufig Probleme mit der Verdauung haben, ist eine langfristige Ernährungsumstellung auf eine leichte ballaststoffreiche Ernährung die Therapie der Wahl.

Wann ist die Verdauung normal?
Laut Fachärzten für Magen-Darm-Erkrankungen (Gastroenterologen) gilt es als normal, wenn Sie zwischen dreimal täglich und dreimal wöchentlich Stuhlgang haben. Für den Arzt sind andere Parameter wichtig: Die Menge und die Beschaffenheit des Stuhls und die Transitzeit, also die Zeitspanne zwischen der Aufnahme und dem Ausscheiden der Nahrung. Als ungefährer Richtwert gilt, dass die Transitzeit bei einem gesunden Erwachsenen 68 Stunden nicht überschreiten sollte.

Verstopfung

!

Bei chronischer Verstopfung sollten Sie spätestens nach zwei Wochen den Arzt aufsuchen.

Sie leiden an Darmträgheit, wenn Sie höchstens alle drei bis vier Tage Stuhlgang haben, der vergleichsweise hart ist. Von einer chronischen Verstopfung sprechen die Ärzte, wenn Sie über Monate hinweg seltener als dreimal wöchentlich Stuhlgang haben und dabei sehr oft stark pressen müssen, der Stuhl oft hart oder klumpig ist und Sie oft das Gefühl haben, der Darm wird nicht vollständig entleert. Weniger die Häufigkeit als die Art des Stuhlgangs ist entscheidend: Wenn Sie täglich Stuhlgang haben, aber eben nur auf die beschwerliche Art, liegt ebenfalls eine Verstopfung vor.

Mögliche Ursachen von Darmträgheit und Verstopfung:

- eine ballaststoffarme Ernährung
- zu wenig Flüssigkeitsaufnahme
- Bewegungsmangel
- hormonelle Umstellungen, die vor allem Frauen betreffen, meist während der Schwangerschaft, aber auch die Zeit vor oder während der Menstruation
- falsch verwendete Abführmittel
- Einnahme bestimmter Medikamente (z. B. Beruhigungsmittel)
- Erkrankungen wie Divertikulose (Ausstülpungen der Dickdarmwand)
- seelische Probleme

Ein wichtiger Punkt ist die Ernährung. Unsere Ernährung ist häufig sehr arm an Ballaststoffen, dafür reich an Kalorien – beides ist für die Darmtätigkeit nicht besonders anregend. Wird zudem zu wenig getrunken, hat es der Darm noch schwerer.

Unregelmäßiges Essen, zu wenig Bewegung, Stress, Hektik – all dies ist für eine normale Darmentleerung nicht gerade förderlich. Nur wenn der Körper entspannt ist, kann das Nervensystem der Verdauungsorgane normal arbeiten. Daher sind regelmäßige

Mahlzeiten und ein geregelter Tagesablauf wichtig für eine gute Verdauung. Kommt die innere Uhr durcheinander, weil die Nacht zum Tag gemacht wird oder weil zu ständig wechselnden Zeiten gegessen wird, ist der Darm regelrecht verwirrt und er funktioniert nicht mehr richtig.

Psychische Faktoren können sich ebenfalls blockierend auf unsere Verdauung auswirken. Wohl fast jeder hat schon die Erfahrung gemacht, wie seelische Belastungen und Spannungszustände das Verdauungssystem in Unordnung bringen können, ob mit Magenbeschwerden, Durchfall oder eben Verstopfung.

Einfache Ernährungsregeln bei Verstopfung

Testen Sie zuerst das einfachste und preiswerteste Abführmittel: Wasser. Trinken Sie 1 bis 1,5 Liter davon, und zwar so viel wie möglich auf einmal. Das bringt den Darm in Schwung und sorgt dafür, dass der Stuhl nicht mehr so hart ist und bald ausgeschieden wird.

Eine ballaststoffreiche, gesunde Ernährung fördert einen natürlichen Stuhlgang. Sie erinnern sich: mindestens 30 Gramm Ballaststoffe am Tag ist das empfohlene Soll.

In der Liste auf Seite 17 können Sie nachlesen, welche Lebensmittel einen hohen Ballaststoffanteil haben. Wie bereits beschrieben, sind das insbesondere Vollkorngetreideprodukte, Gemüse und Obst. Stellen Sie Ihre Ernährung nach und nach um. Wahrscheinlich müssen ein wenig herumprobieren, was Sie gut vertragen, aber es lohnt sich.

- Geben Sie einen Löffeln Leinsamen über Ihr Müsli oder in den Joghurt.
- Mischen Sie Ihr Müsli selbst und probieren Sie aus, welche Flocken Sie gut vertragen. Es gibt eine große Auswahl an verschiedenen Getreideflocken.
- Wenn Sie auf Ihre Cornflakes nicht verzichten wollen, mischen Sie Getreideflocken und Früchte darunter.

!

Koffein kann den Darm anregen, Schokolade und Weißbrot bremst ihn. Alles, was verstopfend wirkt, ist bei Neigung zu Verstopfung tabu.

- Trockenfrüchte und Beerenobst passen wunderbar ins Müsli.
- Greifen Sie häufiger zu Vollkornprodukten wie Vollkornbrot, Vollkornreis und Vollkornnudeln. Wenn Sie die Vollkornprodukte nicht mögen, probieren Sie es mal damit, zu mischen: Ersetzen Sie nur einen Teil der normalen Nudeln oder des weißen Reises durch ein Vollkornprodukt.
- Verzehren Sie täglich zwei bis drei Stück Obst und Gemüse. Obst essen Sie möglichst roh, Gemüse können Sie auch blanchieren, dann ist es verträglicher.
- Bei Verstopfung sind folgende Gemüsesorten zu empfehlen: Brokkoli, Mais, Rosenkohl, Topinambur, Pastinaken, alle Hülsenfrüchte, Sojabohnen und -produkte wie Tofu, Lauchgemüse, Kartoffeln und rote Beete.
- Bei Verstopfung sind folgende Obstsorten zu empfehlen: exotische Früchte, Kiwi, Ananas, Papaya, Beeren, Äpfel und Birnen.
- Verwenden Sie bei der Zubereitung Ihrer Speisen öfter Trockenfrüchte, Nüsse und Samen. Sie passen zum Müsli, zum Salat und auch zu Aufläufen jeglicher Art. Und natürlich zu Süßspeisen.
- Schränken Sie den Verzehr ballaststoffarmer, fetthaltiger oder süßer Lebensmittel ein, wie fettes Fleisch, Süßigkeiten, Kuchen oder Weißbrot.
- Nehmen Sie sich Zeit fürs Essen, kauen Sie gründlich. Egal ob Sie eine Hauptmahlzeit zu sich nehmen oder einen Keks essen.
- Und nicht zuletzt: Trinken, trinken, trinken! Trinken Sie 1,5 bis 2 Liter pro Tag, insbesondere zu ballaststoffreichen Mahlzeiten. Die Ballaststoffe müssen quellen können, sonst wird die Verstopfung verstärkt.

Was sonst noch hilft

Die Umstellung der Ernährung braucht Zeit. Ihr Ziel ist es, einen trägen Darm auf Trab zu bringen und in Zukunft Verstopfungen zu vermeiden. Schnellere Hilfe bieten einige Hausmittel:

- Ein Einlauf mit Wasser hilft bei akuter Verstopfung schnell und zuverlässig. Eine Klistierspritze oder einen Irrigator bekommen Sie in der Apotheke. Damit wird lauwarmes Wasser über den After in den Darm gedrückt, was die Darmtätigkeit anregt.
- Pflaumensaft und Sauerkrautsaft wirken abführend. Trinken Sie morgens auf nüchternen Magen ein Glas, je nach Geschmack mit Mineralwasser gemischt. Im Laufe des Vormittags trinken Sie weitere drei bis vier Gläser, insgesamt ca. 500 Milliliter.
- Langfristig hilft auch ein „Darmtraining", damit der Darm sich an eine bestimmte Zeit der Entleerung gewöhnt. Gehen Sie jeden Tag zu einem bestimmten Zeitpunkt zur Toilette, und zwar wenn Sie Zeit und Ruhe haben, zum Beispiel nach dem Frühstück. Bleiben Sie eine Weile sitzen, auch wenn erst mal nichts passiert. So wirken Sie Stress und Zeitdruck entgegen.
- Und schließlich hilft Bewegung: 30 Minuten täglich leichte Bewegung an der frischen Luft, Spaziergänge, Walken etc.

Durchfall

Von Durchfall spricht der Arzt, wenn es mehrmals am Tag zu dünnflüssigen Stuhlentleerungen kommt. Der Stuhl ist wässrig, schleimig, der Stuhldrang kommt meist sehr plötzlich und ist oft mit krampfartigen Schmerzen verbunden. Die Darmfunktion ist gestört, der Stuhl kann nicht mehr richtig eingedickt werden. Grundsätzlich sollte nach einer Durchfallerkrankung die Darmflora durch Probiotika wieder aufgebaut werden. Wenn Sie häufig oder längere Zeit unter Durchfall leiden, sollten Sie einen Gastroenterologen aufsuchen.

Wenn der Durchfall länger als zwei bis drei Tage andauert, sollten Sie einen Arzt aufsuchen.

Mögliche Ursachen von Durchfall:

- verdorbene Lebensmittel, Keime in Lebensmitteln (Reisedurchfall)
- Nahrungsmittelunverträglichkeiten (Laktoseintoleranz, Glutenunverträglichkeit, Fruktoseintoleranz, Sorbitunverträglichkeit)
- chronisch-entzündliche Darmerkrankungen (Morbus Crohn, Colitis ulcerosa)
- Infektion von Pilzen, Bakterien oder Viren
- Nebenwirkung von Medikamenten (Antibiotika, Krebsmittel)
- jahrelanger Missbrauch von Abführmitteln
- psychische Einflüsse wie Stress, Aufregung, Angst

Einfache Ernährungsregeln bei Durchfall

- Trinken Sie viel, denn bei Durchfall verliert der Körper viel Flüssigkeit.
- Nehmen Sie bei akutem Durchfall Kohle- oder Heilerdepräparate ein, denn diese leiten die Giftstoffe aus.
- Bei akutem Durchfall hilft ein frisch geriebener Apfel.
- Auch Heidelbeeren wirken stopfend, Sie können fertigen Saft trinken oder getrocknete Heidelbeeren in Wasser aufkochen und abseihen.
- Nehmen Sie ballaststoffreiche Lebensmittel mit unlöslichen Ballaststoffen zu sich, zum Beispiel warmen Haferbrei, Hirsebrei oder feingeschroteten Frischkornbrei, probiotischen Joghurt. Bei gereizten Schleimhäuten werden diese gut vertragen.
- Verwenden Sie Zimt in der Nahrung, dieser entspannt die Darmmuskulatur.
- Vermeiden Sie fette Speisen, wie Käse, Wurst und Fleisch, um Durchfall vorzubeugen.
- Ersetzen Sie Butter durch Öle und ungehärtete Margarine. In diesen Fetten befinden sich ungesättigte Fettsäuren, die den Aufbau einer gesunden Schleimhaut unterstützen.

Dinkel-Hafer-Brei gegen Durchfall
Kochen Sie aus feingemahlenem Dinkel und Hafer einen Brei auf Wasserbasis, den Sie mit Flohsamen, Zimt und Banane anreichern. Warm essen.
Der Brei ist gut verträglich, entspannt die Darmmuskulatur und beruhigt die Schleimhäute.

Blähungen

Als Blähungen (Flatulenz) bezeichnet man das vermehrte Auftreten von Darmgasen. Sie gehören zu einer gesunden Verdauung dazu, solange sie nicht krampfartig und schmerzhaft sind. Immer wenn unverdaute Kohlenhydrate, Ballaststoffe und Aminosäuren in den Dickdarm gelangen, bilden sich Gase.

Windabgänge mit einer Häufigkeit von mehr als 20 bis 30 pro Tag sind nicht normal. Insbesondere, wenn Sie blähende Nahrungsbestandteile gemieden haben und wenn sich der Stuhl hinsichtlich Farbe, Beschaffenheit sowie Geruch auffällig verändert. Treten die Blähungen plötzlich auf, sollten Sie beim Arzt eine schlimmere Erkrankung ausschließen lassen.

Mögliche Ursachen von Blähungen:

- Die Zusammensetzung der Nahrung und die Darmflora des einzelnen Menschen beeinflusst die Gasbildung.
- unbewusstes Luftschlucken
- Verstopfung, die ein Ableiten der Gase verhindert
- kohlensäurehaltige Flüssigkeiten wie Bier, Mineralwasser, Cola, Limonaden
- blähende Speisen wie Hülsenfrüchte, Kohl, Zwiebel, Knoblauch, Sellerie, Trockenobst, Obstsäfte und grob geschrotetes Vollkorngetreide
- Süßstoffe wie Sorbit, Mannit, Xylit, Fruktose, Milchzucker oder normaler Zucker

Einfache Ernährungsregeln bei Blähungen

- Essen Sie vorwiegend Speisen, die leicht verdaulich sind. Zu viele Ballaststoffe und scharf gewürzte Speisen sollten Sie ebenso meiden wie zu viel rohes Gemüse.
- Blanchiertes oder gedünstetes Gemüse, das ruhig noch knackig sein darf, verträgt der Darm besser.
- Meiden Sie blähende Lebensmittel wie Zwiebeln, Kohl, Bohnen, Linsen, unreifes Obst, Nüsse, frisches Brot, grobes Vollkornbrot, Kaffee, Schokolade, Eiskaltes oder Fettgebackenes.
- Gut sind hingegen gedünstete Karotten, geschälte Tomaten, grüne Bohnen oder Fenchel.
- Essen Sie langsam und kauen Sie jeden Bissen gründlich.
- Trinken Sie keine kohlensäurehaltigen Getränke.
- Essen Sie lieber fünf kleine Mahlzeiten anstatt drei große. Die letzte Mahlzeit sollte spätestens drei Stunden vor dem Zubettgehen beendet sein.
- Meiden Sie Süßes, insbesondere Produkte mit Süßstoffen.
- Trinken Sie regelmäßig Kräutertees mit blähungswidrigen Zusätzen, wie Fenchel, Kümmel oder Anis.
- Verzehren Sie Lebensmittel, die probiotische Milchsäurebakterien enthalten, zum Beispiel Joghurt.
- Verwenden Sie Gewürze, die gegen Blähungen und krampflösend wirken, zum Beispiel Oregano, Majoran, Chili, Kreuzkümmel und Ingwer.

Was sonst noch hilft

- Bei akuten Blähungen hilft Wärme, den Darm zu entspannen. Legen Sie sich mit einer Wärmflasche auf dem Bauch ins Bett und achten Sie auch darauf, dass die Füße warm sind.
- Wenn Sie häufiger unter Blähungen leiden, führen Sie ein Ernährungsprotokoll. Damit können Sie herausfinden, welche Lebensmittel die Blähungen verursachen und diese künftig meiden bzw. die Menge reduzieren.

!

Egal ob Hauptmahlzeit oder Snack: Essen Sie in Ruhe, kauen Sie jeden Bissen gründlich.

!

Im Kasten auf Seite 22 finden Sie eine Übersicht über Kräuter und Gewürze und ihre Wirkung.

- Bewegung und Sport bringen auch den Darm in Schwung. Bewegung massiert den Darm und beschleunigt den Weitertransport der Nahrung. Vom Verdauungsspaziergang bis zum Ausdauersport ist alles erlaubt.

Soletrinkkur bei Verdauungsbeschwerden
Sole ist eine Mischung aus mineralreichem, nicht raffiniertem Salz und Wasser. Die Sole regt die Peristaltik Ihrer Verdauungsorgane an, wirkt ausgleichend auf die Magensäure, unterstützt die Produktion von Verdauungssäften in der Leber und der Bauchspeicheldrüse, reguliert die Stuhltätigkeit sowie den Stoffwechsel und harmonisiert den Säure-Basen-Haushalt. Wie Sie eine Sole herstellen und wieviel Sie täglich davon benötigen, können Sie beispielsweise unter www.salz-ratgeber.com nachlesen.

Reizdarm

Schmerzen im Unterleib, verbunden mit Blähungen, Durchfall oder Verstopfung, sind Anzeichen für einen Reizdarm. Das Reizdarmsyndrom ist nicht leicht zu diagnostizieren, daher heißt es bei der Diagnose häufig, die Ursachen für die Beschwerden seien „psychisch". Die Betroffenen fühlen sich dann oft alleingelassen.

Nehmen die Beschwerden zu oder treten sie auch nachts auf, kommt es zu einem Gewichtsverlust oder Blut im Stuhl, sollten Sie einen Arzt aufsuchen. Medikamente können leider nur die Symptome bekämpfen und sind wegen möglicher Nebenwirkungen nur bedingt hilfreich, sie können jedoch die Situation erst einmal entspannen. Verlassen Sie sich aber nicht auf die Arzneimittel alleine, sondern tun Sie zusätzlich etwas für die Heilung. Mögliche Ursachen des Reizdarmsyndroms:
- psychische Belastungen
- in manchen Fällen Nahrungsmittelunverträglichkeiten (z. B. von Fruktose oder Sorbit)

- Bewegungsmangel
- eine ballaststoffarme Ernährung
- Infektionen oder die Einnahme von Medikamenten, die die Darmfunktion beeinträchtigen

Einfache Ernährungsregeln beim Reizdarmsyndrom

> **!**
>
> Auch beim Reizdarmsyndrom gilt: Trinken Sie viel! Am besten Mineralwasser ohne Kohlensäure.

- In der Regel lassen sich die Beschwerden lindern, wenn Sie Ihre Mahlzeiten über den Tag aufteilen. Essen Sie viele kleine Portionen statt wenige große.
- Nehmen Sie sich Zeit fürs Essen, essen Sie nicht nebenbei. Kauen Sie jeden Bissen gründlich und in Ruhe.
- Meiden Sie Lebensmittel, die Beschwerden verursachen (fettreiche Speisen, Milch, Kaffee, blähende Lebensmittel).
- Wenn die Ursache für die Beschwerden eine Zöliakie, eine Unverträglichkeit gegen Milch, Fruchtzucker, Histamin oder Sorbit ist, müssen Sie Ihren Speiseplan entsprechend umstellen. Eine Ernährungsberatung hilft Ihnen dabei.

Was sonst noch hilft

- Finden Sie anhand eines Ernährungsprotokolls heraus, welche Speisen Sie vertragen und welche nicht. Danach stellen Sie Ihren Speiseplan zusammen.
- Da Alkohol, Rauchen und zu viel Koffein den Darm zusätzlich belasten, sollten Sie diese Genussmittel reduzieren bzw. ganz darauf verzichten.
- Wenn Stress Auslöser Ihrer Beschwerden ist, kann regelmäßige Entspannung helfen. Versuchen Sie es mit Meditation, Yoga oder autogenem Training. Auch Bewegung und Sport wirkt ausgleichend.
- Leiden Sie sehr unter den Symptomen oder kommen sogar Depressionen hinzu, kann eine Psychotherapie erforderlich sein.

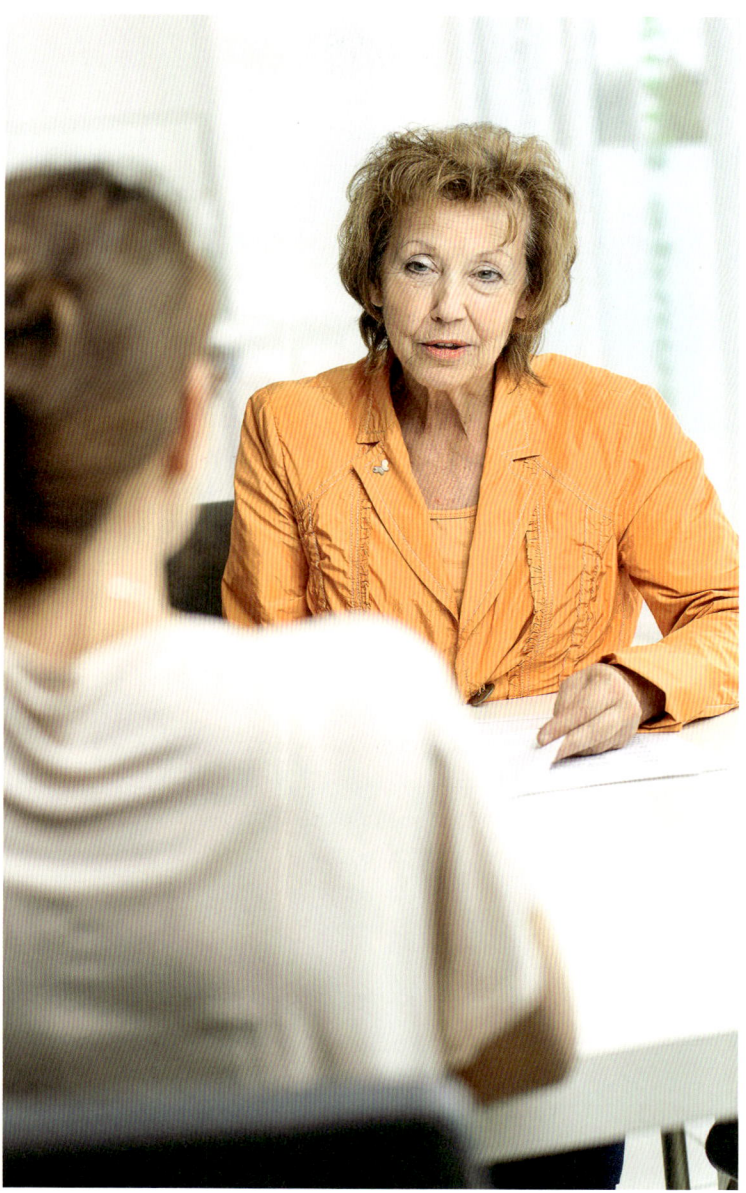

Bei hartnäckigen Problemen im Magen-Darm-Bereich hilft Ihnen eine erfahrene Ernährungsberatung weiter.

Sodbrennen

Sodbrennen und saures Aufstoßen entstehen, wenn saurer Mageninhalt nach oben steigt. Die aufsteigende Säure führt in der Speiseröhre zu Reizungen, die als brennender Schmerz hinter dem Brustbein wahrgenommen werden. Auch wenn der Magen selbst im Normalfall durch die Magenschleimhaut gut gegen die Säure geschützt ist: Wird zu viel Magensäure produziert oder ist die Schutzschicht des Magens zum Beispiel durch bestimmte Medikamente oder Stress beeinträchtigt, kann es zu säurebedingten Beschwerden wie Magendrücken oder Magenschmerzen kommen. Mögliche Ursachen für Sodbrennen und saures Aufstoßen:

- eine Schwächung des Schließmuskels, der normalerweise das Aufsteigen von saurem Mageninhalt verhindert
- Übersäuerung im Magen, durch eine erhöhte Säureproduktion oder wenn der Magen zu langsam entleert wird – meist Folgen einer ungünstigen Ernährung
- hastiges Essen, fetthaltige, ballaststoffarme Lebensmittel, allem voran Fastfood
- Stress

Einfache Ernährungsregeln bei Sodbrennen

- Leichte Beschwerden lassen sich in der Regel durch eine Umstellung der Lebensgewohnheiten in den Griff bekommen: Vier bis sechs kleine Mahlzeiten sind besser als wenige große. Das letzte Essen am Tag sollte knapp ausfallen und drei Stunden vor der Bettruhe verzehrt werden.
- Eiweißreiche Mahlzeiten haben einen günstigen Einfluss auf den Schließmechanismus, fett- und zuckerreiche Speisen hingegen eine negative Wirkung.
- Trinken Sie keinen Alkohol, vor allem abends.
- Meiden Sie Süßigkeiten (besonders Schokolade), süße Getränke, Kaffee, schwarzen Tee, scharfe Gewürze, Zitrusfrüchte und Nikotin.

!

Legen Sie sich nach dem Essen nicht hin, sondern machen Sie einen Spaziergang. Wenn Sie liegen müssen, dann mit erhöhtem Oberkörper.

- Fettreiche Speisen, zum Beispiel fette Fleisch-, Fisch- und Käsesorten, Frittiertes, Chips, Mayonnaise oder Sahnesaucen, sind ungünstig. Bevorzugen Sie die fettarmen Varianten, auch bei den Milchprodukten.
- Wenn Sie übergewichtig sind, sollten Sie versuchen, Ihr Normalgewicht zu erreichen, denn die überzähligen Pfunde erhöhen den Druck im Bauch.

Special: Der Säure-Basen-Haushalt und die Verdauung

Wenn es um gesunde, ausgewogene Ernährung geht, stößt man über kurz oder lang auch auf das Thema Säure-Basen-Haushalt des Körpers. Es ist eine wunderbare Ergänzung zu meinem Ernährungskonzept einer ausgewogenen ballaststoffreichen und dennoch leichten Ernährung.

Worum geht es beim Säure-Basen-Haushalt?

In unserem Organismus gibt es Bereiche, die sauer sein müssen (z. B. der Dickdarm und das Scheidenmilieu), und es gibt Bereiche, die basisch sein müssen (z. B. das Blut und der Dünndarm), um ordnungsgemäß funktionieren zu können.

Dieser Säure-Basen-Haushalt ist fein austariert und muss ständig im Gleichgewicht gehalten werden. Dafür gibt es verschiedene körpereigene Regelmechanismen, wie die Atmung, die Verdauung, der Kreislauf und die Hormonproduktion. Sie alle sind stets darum bemüht, den gesunden pH-Wert im Körper aufrecht zu halten.

Dieser pH-Wert gibt an, ob eine (Körper-)Flüssigkeit sauer oder basisch ist, wobei ein Wert von unter 7 eine Säure anzeigt und ein Wert von 7 bis 14 eine Base. Wenn nun aufgrund äußerer Umstände (ungesunde Ernährung und Lebensweise) zu viele Säuren in den Körper gelangen, dann arbeiten die Regelmechanismen auf Hochtouren. Irgendwann sind sie überstrapaziert und können die eintreffende Säureflut nicht mehr bewältigen. Der Körper ist übersäuert und meldet sich mit Beschwerden.

▶▶

Was hat der Säure-Basen-Haushalt mit der Verdauung zu tun?
Ist der Säure-Basen-Haushalt aus dem Gleichgewicht geraten und
der Körper übersäuert, führt das zu verschiedenen Störungen im
Organismus: Osteoporose, Karies, erhöhte Harnsäurewerte, Gicht,
Nierensteine, Sodbrennen, zu viel Magensäure, Magen-Darm-
Schleimhautreizung, Durchfall, Verstopfung, Nervenschmerzen etc.

Die Schleimhaut des Verdauungstrakts benötigt für jede Stufe ein
optimales pH-Milieu. Eine chronische Übersäuerung geht häufig mit einer vermehrten Produktion von Magensäure einher, auch kann es dazu
kommen, dass im Dünndarm der saure Magenbrei nicht mehr genügend neutralisiert werden kann. Im übersäuerten Körper verschiebt
sich zudem der pH-Wert des normalerweise leicht sauren Dickdarmmi-
lieus durch verschiedene Neutralisationsmechanismen des Körpers in
den basischen Bereich. Die Zusammensetzung der Darmflora ändert
sich, es bilden sich vermehrt krank machende Mikroorganismen und
die Nahrung kann nicht mehr optimal zerlegt werden.

Die Folgen all dieser Mechanismen sind eine gereizte Schleimhaut
im Magen und im Darm, Sodbrennen, Blähungen und Verdauungsbeschwerden wie Durchfall und Verstopfung.

Für einen ausgeglichenen Säure-Basen-Haushalt
Es ist also wichtig, den Säure-Basen-Haushalt im Gleichgewicht zu
halten. Damit dies gelingt, gibt es bestimmte Ernährungsregeln, die
teilweise den Regeln für eine leichte Vollkost entsprechen: zum
Beispiel viel Obst, Früchte und Gemüse, wenig Fleisch. Auch die
Ratschläge für eine gesunde Lebensweise finden sich hier wieder:
Bewegen Sie sich regelmäßig und ausreichend, vermeiden Sie Stress,
meiden Sie Genussmittel wie Zigaretten und Alkohol.

Darüber hinaus wird eine überwiegend basische Ernährung
empfohlen, dafür werden die Lebensmittel gemäß ihrer Wirkung im
Körper eingeteilt. Die meisten Lebensmittel erzeugen im Körper
entweder Säuren oder Basen, einige Lebensmittel sind neutral. Eine
ausgewogene Ernährung besteht zu zwei Dritteln aus basenbildenden
Lebensmitteln und maximal zu einem Drittel aus Säurelieferanten.

Basenbildende Lebensmittel
- Kartoffeln
- Gemüse, besonders Wurzel- und grünes Blattgemüse wie Spinat und alle Kohlsorten
- Fenchel, Kopfsalat, Lauch etc.
- Obst, besonders süße Äpfel, Aprikosen, Bananen, Melonen, Pflaumen
- Frischmilch, Sahne
- Mineralwasser ohne Kohlensäure
- Gewürzkräuter wie Petersilie, Schnittlauch, Majoran, Oregano, Dill, Pfeffer und Paprika

Neutrale Lebensmittel
- Butter
- Walnüsse
- Leitungswasser
- kaltgepresste Öle
- frische Nüsse
- Mandeln
- Hirse
- grüne Bohnen

Säurebildende Lebensmittel
- Fleisch und Innereien
- Geflügel, z. B. Huhn, Ente, Gans, Pute
- Wild, z. B. Hase, Reh, Hirsch, Wildschwein
- Eier, Käse, Quark
- Gemüsebrühe
- Kaffee, Alkohol, Limonaden

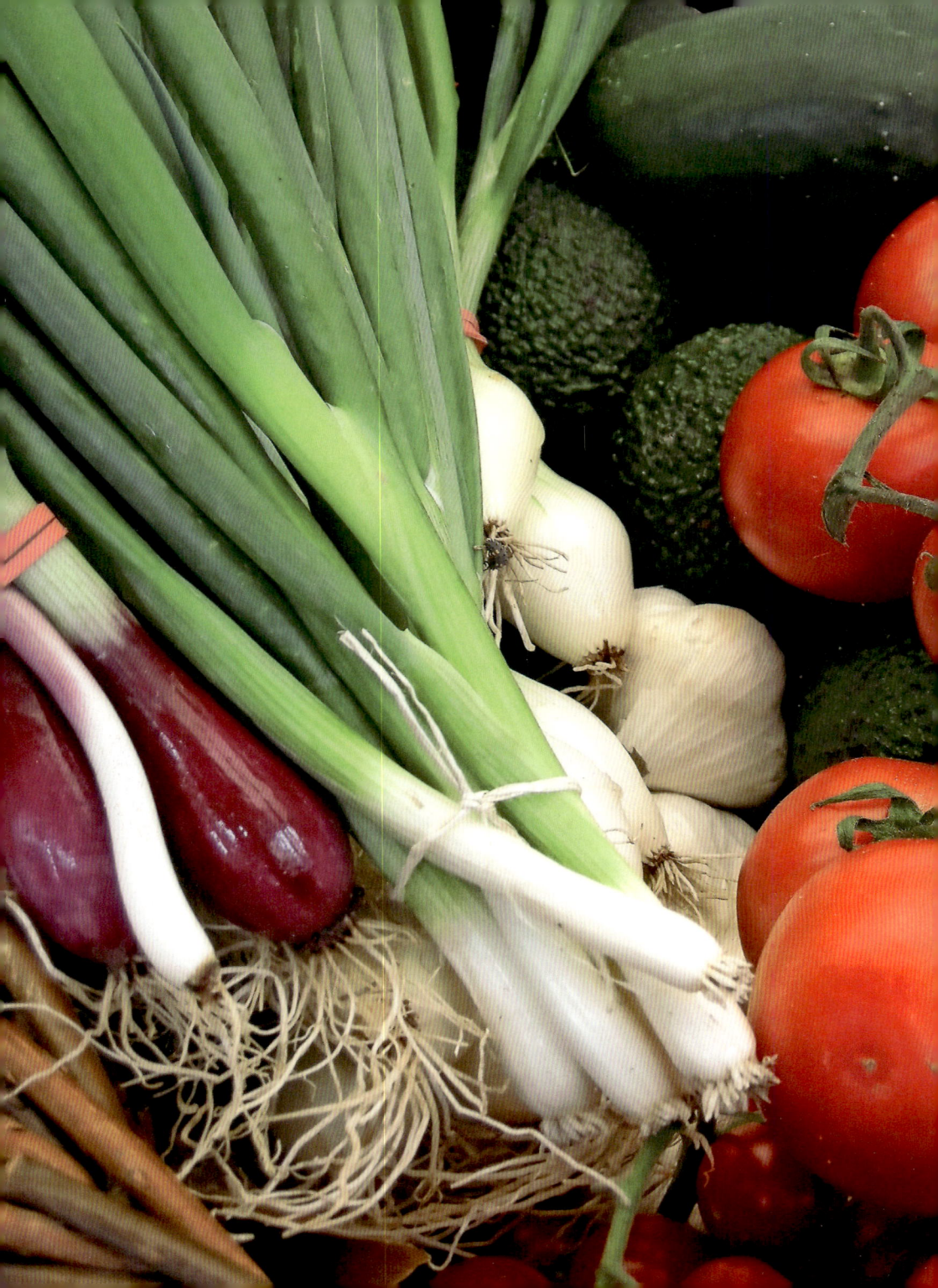

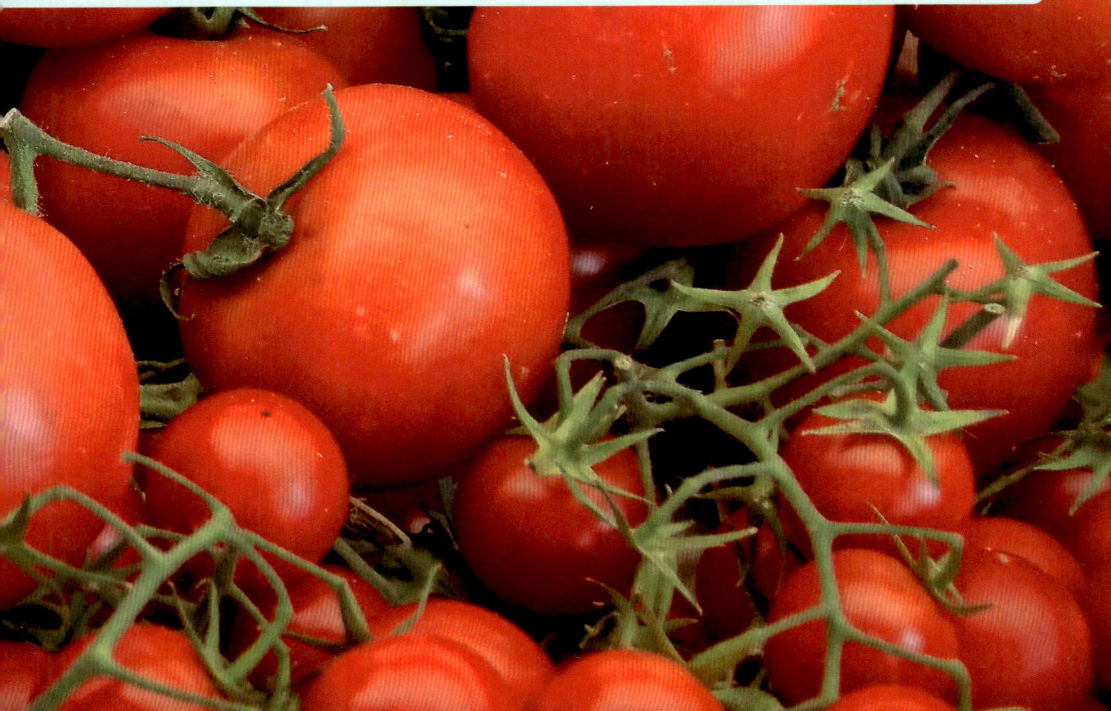

111 REZEPTE FÜR EINE GUTE VERDAUUNG

Mit einer ausgewogenen Ernährung können Sie viele Magen-Darm-Beschwerden gut in den Griff bekommen. Warum das so ist, haben Sie im ersten Teil gelesen. Die folgenden Rezepte helfen Ihnen dabei, die Theorie in die Praxis umzusetzen. Sie weisen Ihnen den Weg zu einer abwechslungsreichen, ballaststoffreichen, reizarmen Ernährung, die der ganzen Familie schmeckt.

FRÜHSTÜCK – DER GESUNDE START IN DEN TAG

Hinweise zu den Rezepten

Alle Rezepte enthalten Angaben über den Gehalt an Kalorien, Eiweiß, Fett, Kohlenhydraten und Ballaststoffen. Laut der Deutschen Gesellschaft für Ernährung sollte sich die Ernährung folgendermaßen zusammensetzen: 50 bis 55 Gramm Kohlenhydrate, 30 Gramm Fett und 20 Gramm Eiweiß. Zudem ist es das Ziel, pro Tag mindestens 30 Gramm Ballaststoffe aufzunehmen – besonders wichtig bei Verdauungsbeschwerden!

Die Kalorien sollten sich gleichmäßig über den Tag verteilen: Auf die Hauptmahlzeiten entfallen jeweils 25 bis 20 Prozent der Kalorien und auf die Zwischenmahlzeiten 5 bis 10 Prozent.

Bei jedem Rezept finden Sie einen Hinweis, für welche Beschwerden es besonders geeignet ist.

Wenn Sie Probleme mit der Verdauung haben, gilt die Devise: Gut ist, was mir guttut. Und das kann bei jedem etwas anderes sein.

Es gibt ganz unterschiedliche Frühstücktypen. Da sind die, die sich morgens nur Zeit für einen Kaffee nehmen. Dann die, die viel Wert auf ein ausführliches Frühstück legen – mit Brötchen, Croissants, Butter, Marmelade, Honig und einem Ei. Wieder für andere gilt: Vollwertig soll es sein, zum Beispiel ein selbst gemischtes Müsli, mit viel Samen, Kernen, geschrotetem Getreide und Obst. So ist es optimal:

- Frühstücken Sie bewusst oder teilen Sie das Frühstück auf ein erstes und zweites auf, wenn Sie morgens keinen Appetit oder keine Zeit haben.
- Kohlenhydrate sind morgens wichtig, vor allem in Form von Ballaststoffen. Daher ist ein Müsli mit etwas Obst und Joghurt perfekt. Aber auch Vollkornbrot oder Knäckebrot liefert die notwendigen Ballaststoffe.
- Essen Sie nicht zu hastig, lassen Sie sich Zeit. Sonst laufen Sie Gefahr, zu viel Luft zu schlucken, was Blähungen begünstigt.

Knuspermüsli
Bei allen Beschwerden geeignet

Zubereitungszeit: ca. 20 Minuten

Eine Portion enthält:

246 Kalorien	18 Kohlenhydrate
7 g Eiweiß	2 g Ballaststoffe
15 g Fett	

Zutaten für 10 Portionen

200 g kernige Haferflocken

50 g Weizenkeime

50 g Sonnenblumenkerne

50 g Kokosflocken

50 g geriebene Haselnüsse

50 g geriebene Mandeln

2 Msp. Zimt

2 Msp. Vanillepulver

3 EL Rapsöl

60 g Honig oder Reissirup

TIPPS

Bei **Verstopfung** trinken Sie ein Glas lauwarmes Wasser, bevor Sie das Müsli essen. Bei **Durchfall** und **Blähungen** erhitzen Sie die Müslimischung mit Wasser. Anstatt Haferflocken verwenden Sie Hirseflocken und Apfelpektin. Zum Verzehr mischen Sie es mit Heidelbeeren und probiotischem Joghurt. Bei **Reizdarm** sollten Sie besser nur Haferflocken verwenden und diese mit Wasser erhitzen. Dies auf Verträglichkeit überprüfen. Bei **Sodbrennen** lassen Sie den Honig weg und erhitzen die Mischung mit Wasser. Am Ende probiotischen Joghurt untermischen.

Zubereitung
Die Haferflocken mit den Weizenkeimen, den Sonnenblumenkernen und den Kokosflocken mischen. Nüsse, Mandeln, Zimt und Vanillepulver dazugeben und untermischen.

In einer Pfanne Öl und Honig erhitzen und kochen, bis es sprudelt (ca. 2 Minuten). Die Flockenmischung unter Rühren dazugeben und bei mittlerer Hitze unter häufigem Umrühren ca. 10 Minuten rösten, bis das Müsli gleichmäßig gebräunt ist.

Die Müslimischung abkühlen lassen, in ein gut schließendes Gefäß füllen und kühl stellen. So hält es sich eine Woche frisch.

Zum Verzehr klein geschnittenes frisches Obst nach Saison und Milch oder Sahne hinzufügen.

Braunhirsemüsli
Bei allen Beschwerden geeignet

Zubereitungszeit: ca. 10 Minuten

Eine Portion enthält:

272 Kalorien	28 g Kohlenhydrate
5 g Eiweiß	5 g Ballaststoffe
12 g Fett	

Zutaten für 2 Portionen

2 EL gehackte Erdnüsse

3 EL Hirseflocken

1 TL Leinsamen

2 EL Braunhirse

Beeren nach Belieben

Agavendicksaft nach Geschmack

150 g Naturjoghurt oder 150 ml Milch

Zubereitung
Alle Zutaten miteinander verrühren. Mit Milch oder Joghurt servieren.

TIPP

Braunhirse ist eine Urform der Hirse. Sie wird roh verzehrt und wirkt basenbildend.

Quarkbrötchen
Geeignet bei Verstopfung, Durchfall, Reizdarm und Sodbrennen

Zubereitungszeit: ca. 10 Minuten
Backzeit: ca. 20 Minuten

Eine Portion enthält:

80 Kalorien	11 g Kohlenhydrate
3 g Eiweiß	1,2 g Ballaststoffe
2 g Fett	

Zutaten für 15–20 Brötchen

250 g Magerquark

250 g Weizenvollkornmehl

3 EL Rapsöl

1 Prise Salz

1 Pck. Backpulver

Zubereitung
Alle Zutaten in eine Schüssel geben und gut mischen. Den Ofen auf 180 °C vorheizen. Ein Backblech mit Backpapier belegen.

Aus dem Teig Brötchen formen, diese auf das Blech legen und 20 Minuten backen.

TIPPS

Bei **Verstopfung** fügen Sie Sonnenblumen-, Kürbiskerne oder Sesamsamen hinzu.
Bei **Durchfall** verwenden Sie fein ausgemahlenes Mehl.
Bei **Reizdarm** auf Verträglichkeit testen.
Sie können die Brötchen auch mit glutenfreiem Mehl backen und den Quark durch Tofu ersetzen.

Drei-Minuten-Brot
Bei allen Beschwerden geeignet

Zubereitungszeit: ca. 5 Minuten
Backzeit: ca. 1 Stunde

Das Brot enthält:

2584 Kalorien	385 g Kohlenhydrate
99 g Eiweiß	49 g Ballaststoffe
64 g Fett	

Zutaten für 1 Brot

1 Würfel Hefe

500 g Dinkelmehl

50 g Sesam

50 g Sonnenblumenkerne

50 g Leinsamen

2 TL Salz

2 EL Obstessig

Fett für die Form

Zubereitung

Hefe mit 500 ml lauwarmem Wasser verrühren, nach und nach sämtliche Zutaten dazugeben und alles gut verrühren.

Eine Springform mit 26 cm Durchmesser oder eine Kastenform gut einfetten oder mit Backpapier auslegen. Den Teig in die Form geben und auf die mittlere Schiene im kalten Backofen schieben. Den Backofen einschalen und das Brot ca. 1 Stunde bei 200 °C backen.

Das Brot aus der Form lösen und auskühlen lassen.

TIPPS

Bei **Durchfall** sollten Sie fein ausgemahlenes Mehl verwenden und auf viele Körner verzichten.
Bei **Blähungen** Sesam und Sonnenblumenkerne durch je 50 Gramm gekochte Amaranth- und Quinoasamen ersetzen und Fenchel und Kümmel zufügen.
Bei **Reizdarm** ersetzen Sie Hefe durch Backferment.
Je nach Unverträglichkeit verwenden Sie glutenfreies Getreide, beispielsweise Reismehl, Buchweizenmehl oder Teffmehl.

Schnelles Knäcke
Bei allen Beschwerden geeignet

Zubereitungszeit: 5 Minuten
Backzeit: 10 Minuten

Eine Portion enthält:

153 Kalorien	19 g Kohlenhydrate
4 g Eiweiß	1 g Ballaststoffe
7 g Fett	

Zutaten für 4 Portionen

125 g Weizenvollkornmehl

2 EL Rapsöl

¼ TL Salz

2 TL Kümmel

1 TL Sesam

1 TL Mohn

1 TL Kürbiskerne

1 TL Leinsamen

Zubereitung

Alle Zutaten, bis auf ein paar Kerne und Samen zum Garnieren, in eine Schüssel geben. 75 ml heißes Wasser zugeben und alles zu einem gut formbaren Teig verkneten.

Ein Backblech mit Backpapier belegen. Den Teig ausrollen, in Stücke schneiden und die Stücke auf das Blech legen. Die übrigen Samen und Kerne darauf verteilen.

Das Blech in den Ofen schieben und das Knäckebrot bei 225 °C 10 Minuten backen.

TIPPS

Bei **Verstopfung** nehmen Sie nur Leinsamen und nach Belieben auch Chiasamen.
Bei **Durchfall** verwenden Sie für das Knäckebrot fein ausgemahlenes Getreide.

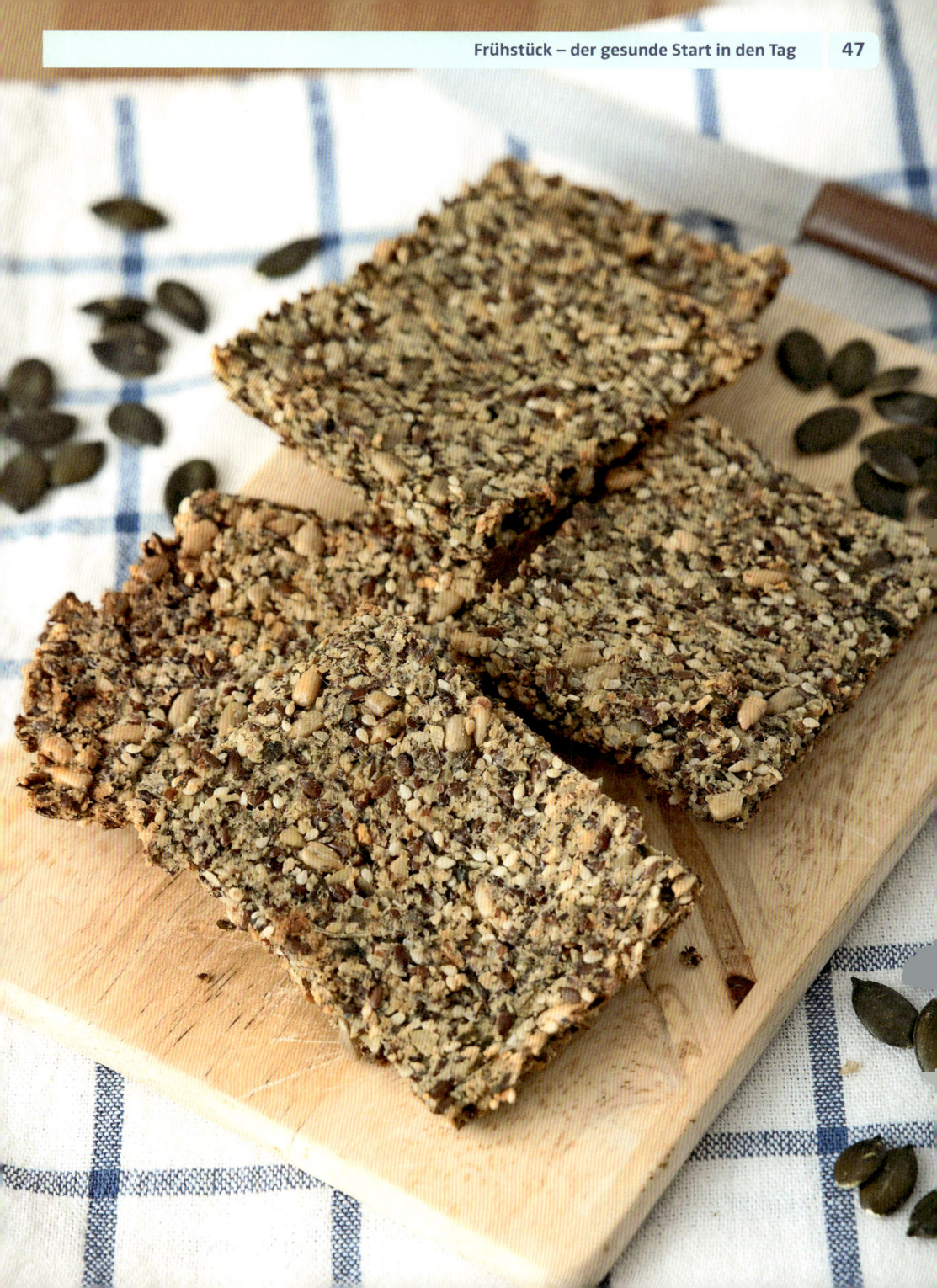

BROTAUFSTRICHE

Zuckerarmer Erdbeeraufstrich

Geeignet bei Durchfall, Blähungen und Reizdarm

Zubereitungszeit: ca. 10 Minuten

Der Aufstrich enthält:

559 Kalorien	134 g Kohlenhydrate
5 g Eiweiß	38 g Ballaststoffe
0 g Fett	

Zutaten für 2 Gläser à 250 ml

500 g frische Erdbeeren

100 g Rohrzucker

3 EL Apfelpektin

Zubereitung

Erdbeeren waschen, putzen und mit dem Rohrzucker fein pürieren. Das Apfelpektin untermengen.

Den Aufstrich in vorbereitete Gläser füllen, die Gläser sofort verschließen und kühl aufbewahren.

TIPPS

Bei **Reizdarm** können Sie den Rohrzucker durch Reissirup ersetzen.
Sie können auch andere Obstsorten verwenden, insbesondere Beeren. Pflaumen und Kirschen sind nicht zu empfehlen.

Verdauungsfreundlicher Nutellaersatz

Bei allen Beschwerden geeignet

Zubereitungszeit: ca. 10 Minuten

Eine Portion enthält:

89 Kalorien	4 g Kohlenhydrate
1 g Eiweiß	2 g Ballaststoffe
6 g Fett	

Zutaten für 1 Portion

1 TL Kakao

2 TL Mandelmus

0,5–1 TL Honig oder Rohrzucker

Zubereitung

Den Kakao mit dem Mandelmus verrühren. Mit Honig oder Rohrzucker nach Belieben süßen.

TIPP

Bei **Reizdarm** können Sie den Rohrzucker durch Reissirup ersetzen.

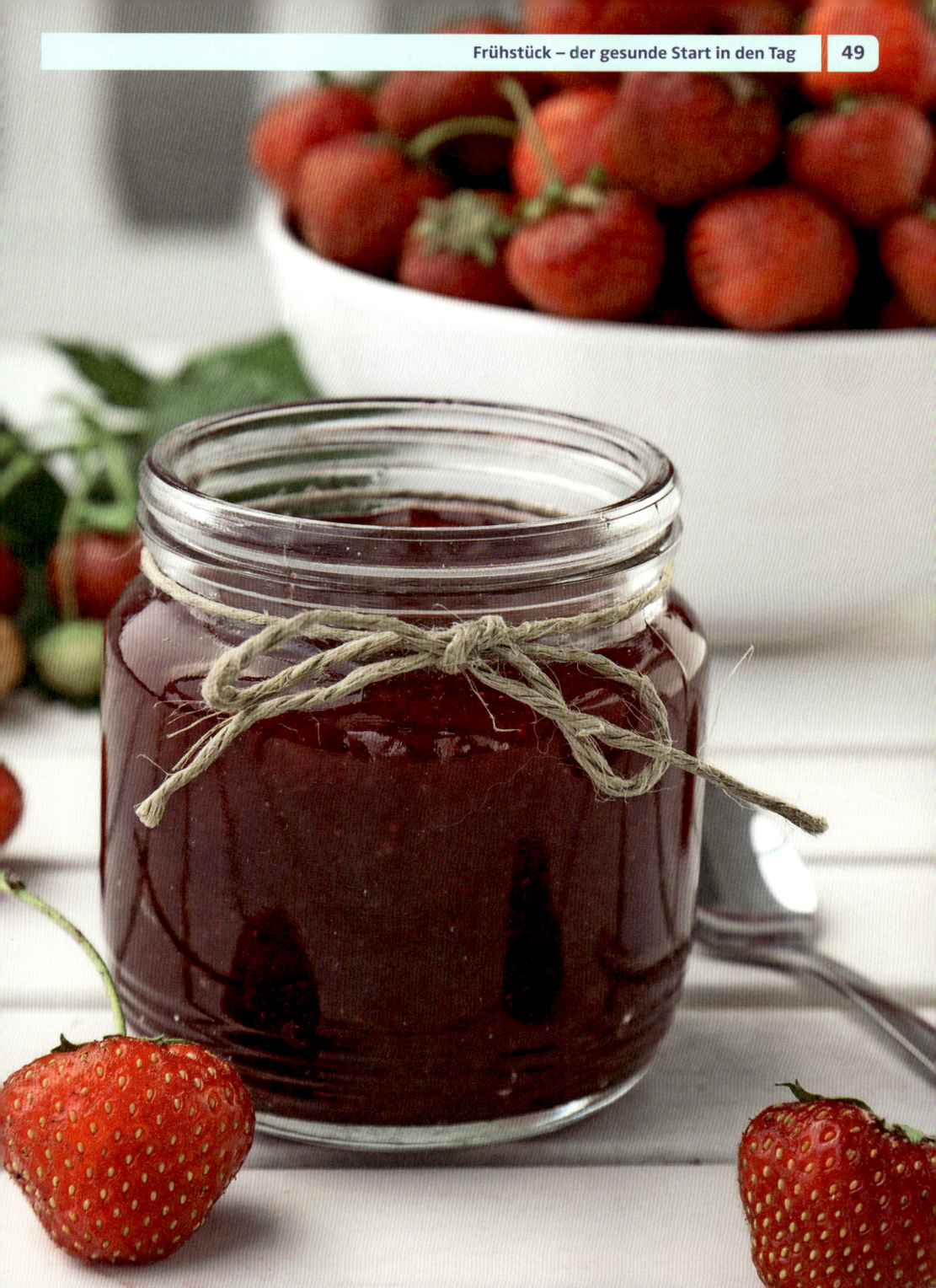

Avocado-Aufstrich
Geeignet bei Verstopfung

Zubereitungszeit: ca. 10 Minuten

Eine Portion enthält:

40 Kalorien	2 g Kohlenhydrate
1 g Eiweiß	1 g Ballaststoffe
1 g Fett	

Zutaten für 4 Portionen

½ Zwiebel

1 Knoblauchzehe

1 Tomate

1 Avocado

1 TL Zitronensaft

Muskatnuss

Pfeffer

Salz

frischer gehackter Basilikum

Zubereitung

Zwiebel schälen und in kleine Würfel schneiden. Die Knoblauchzehe zerdrücken. Die Tomate waschen, putzen und in kleine Würfel schneiden. Die Avocado halbieren, entsteinen, das Fruchtfleisch herauslösen, mit einer Gabel zerdrücken. Alles in eine Schüssel geben, mit Zitronensaft beträufeln und gut vermischen. Nach Geschmack würzen.

Quark-Meerrettich-Mungosprossen-Dip
Geeignet bei Verstopfung, Durchfall, Reizdarm und Sodbrennen

Zubereitungszeit: ca. 10 Minuten

Eine Portion enthält:

39 Kalorien	2 g Kohlenhydrate
2 g Eiweiß	0 g Ballaststoffe
2 g Fett	

Zutaten für 4 Portionen

50 g Mungobohnensprossen

50 g Magerquark

4 EL Milch

4 EL saure Sahne

1 EL Meerrettich

1 Prise Kräutersalz

Zubereitung

Die Mungobohnensprossen kurz abbrausen und gut abtropfen lassen. Nach Belieben klein schneiden.

Quark mit der Milch cremig rühren, saure Sahne und Meerrettich unterrühren.

Den Dip würzen und zum Schluss die Mungobohnensprossen unterheben. In Schälchen oder kleine Gläser füllen.

TIPP

Zum Dippen eignen sich Chicoréeblätter, Fenchel, Staudensellerie und Artischocken.

WARME FRÜHSTÜCKSREZEPTE

Buchweizenpfannkuchen
Geeignet bei Durchfall, Blähungen und
Sodbrennen

Zubereitungszeit: ca. 20–25 Minuten
Zeit zum Gehen: 30 Minuten

Eine Pfannkuchen enthält:

235 Kalorien	33 g Kohlenhydrate
14 g Eiweiß	3 g Ballaststoffe
35 g Fett	

Zutaten für 12 Pfannkuchen

Für die Pfannkuchen

200 g Vollkornmehl

250 g Buchweizenmehl

15 g Hefe

3 Eier

1 Eiweiß

250 g fettarmer Naturjoghurt

1 Prise Salz

Rapsöl

Für die Füllung

3 Äpfel

1 TL Zimt

100 g Rosinen

Zubereitung

Vollkornmehl und Buchweizenmehl mischen. Die Hefe in ca. 125 ml lauwarmem Wasser auflösen, alle 4 Eier trennen. Das Mehl mit Hefewasser, 3 Eigelben und restlichem Wasser verrühren. Den Teig ca. 30 Minuten quellen lassen. Die 4 Eiweiße mit Salz steif schlagen und zusammen mit dem Joghurt unter den Teig heben.

Die Äpfel waschen, schälen und das Kerngehäuse entfernen. Äpfel würfeln, in einem kleinen Topf kurz andünsten und mit Zimt und Rosinen mischen.

Das Öl in der Pfanne erhitzen und nach und nach 12 Pfannkuchen backen.

Die Äpfel in die fertigen Pfannkuchen füllen und servieren.

Hafer-Joghurt-Porridge

Geeignet bei Verstopfung, Blähungen und Sodbrennen

Zubereitungszeit: ca. 20 Minuten
Einweichzeit: über Nacht

Eine Portion enthält:

370 Kalorien	56 g Kohlenhydrate
5 g Eiweiß	2 g Ballaststoffe
10 g Fett	

Zutaten für 1 Portion

3 Datteln

1 EL Kokosflocken

1 TL Rosinen

1 TL gehackte Mandeln

2–3 EL Haferflocken

1 TL Rohrzucker

250 g fettarmer Naturjoghurt

je 1 Prise Zimt, gemahlene Vanille und Kardamom

Zubereitung

Kokosflocken, Rosinen, Mandeln, Haferflocken und Rohrzucker zu den Datteln geben und unter Rühren aufkochen lassen. Dann ein paar Minuten quellen lassen. Joghurt unterrühren, mit Zimt, Vanille und Kardamom würzen und servieren.

TIPP

Bei **Sodbrennen** sollten Sie auf den Rohrzucker verzichten oder ihn durch Reissirup ersetzen.

Hirsesahne mit Früchten

Geeignet bei Verstopfung und Reizdarm

Zubereitungszeit: ca. 25 Minuten

Eine Portion enthält:

121 Kalorien	12,5 g Kohlenhydrate
2,5 g Eiweiß	3 g Ballaststoffe
6,5 g Fett	

Zutaten für 2 Portionen

50 g Hirse

1 Prise gemahlene Vanille

½ TL gemahlener Koriander

50 ml Sahne

etwas Honig

50 g Handvoll Kirschen (frisch oder aus dem Glas)

1 kleine Banane

30 g gehackte Haselnüsse

Zubereitung

Hirse zusammen mit Vanille und Koriander in 200 ml Wasser kurz aufkochen. Sahne steif schlagen und unterheben. Mit Honig abschmecken.

Obst klein schneiden und auf Dessertschüsseln verteilen, Hirsesahne darauf geben. Haselnüsse ohne Fettzugabe leicht anrösten und über das Dessert streuen.

TIPP

Ohne Haselnüsse und Kirschen auch geeignet bei **Blähungen** und **Durchfall**. Verwenden Sie dann auch Hirsemehl.

Indisches Sheera
Geeignet bei Durchfall, Blähungen und
Sodbrennen

Zubereitungszeit: ca. 25 Minuten

Eine Portion enthält:

625 Kalorien	100 g Kohlenhydrate
15 g Eiweiß	9 g Ballaststoffe
17 g Fett	

Zutaten für 2 Portionen

4 EL Ghee

1 Tasse Weizengrieß

2 Tassen Milch

4–5 EL Reissirup

6 TL gehackte Mandeln

Kardamom

Kurkuma

Zubereitung

2 EL Ghee erhitzen und den Grieß darin unter ständigem Rühren rösten, bis er goldbraun ist. Nicht anbrennen lassen, das braucht etwas Geduld.

In einem separaten Topf die Milch erhitzen, zum Grieß gießen und 5 Minuten zugedeckt ziehen lassen. Reissirup unterrühren und weitere 6 Minuten ziehen lassen.

In einer kleinen Pfanne das restliche Ghee (2 EL) erhitzen, darin die Mandeln unter Rühren rösten.

Mandeln und Kardamom zum Grieß geben und servieren.

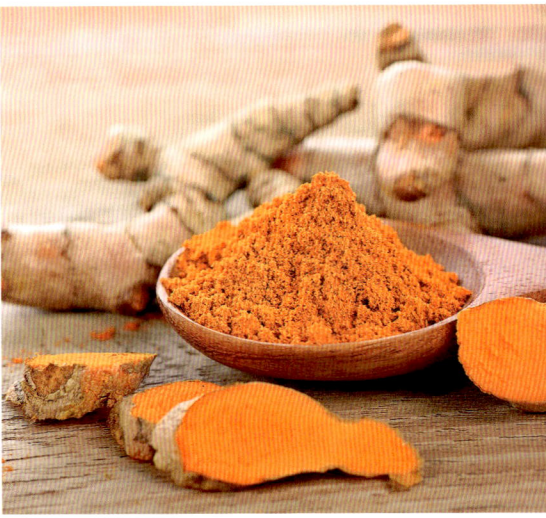

Möhrenpfannkuchen mit Haselnüssen

Geeignet bei Verstopfung und Reizdarm

Zubereitungszeit: ca. 20 Minuten	
Eine Portion enthält:	
234 Kalorien	13 g Kohlenhydrate
11 g Eiweiß	8 g Ballaststoffe
15 g Fett	

Zutaten für 2 Portionen

200 g Möhren

2 EL Weizenvollkornmehl

1 EL Magerquark

1 Prise Gemüsebrühe

1 EL Leinsamen

1 EL Sesam

1 Ei

1 TL gehackte Petersilie

¼ TL Backpulver

Salz

Pfeffer

1 EL gehackte Haselnüsse

1 EL Rapsöl

Zubereitung

Möhren waschen und reiben. Mit Mehl, Quark, 2 EL Wasser, Gemüsebrühe und trocken angerösteten Samen sowie dem Ei vermengen.

Gewürze, Nüsse und Backpulver untermischen und vier Pfannkuchen von beiden Seiten goldgelb braten.

TIPP

Dazu passen verschiedene Obstsorten. So erhöhen Sie auch den Gehalt an verdauungsfördernden Ballaststoffen.

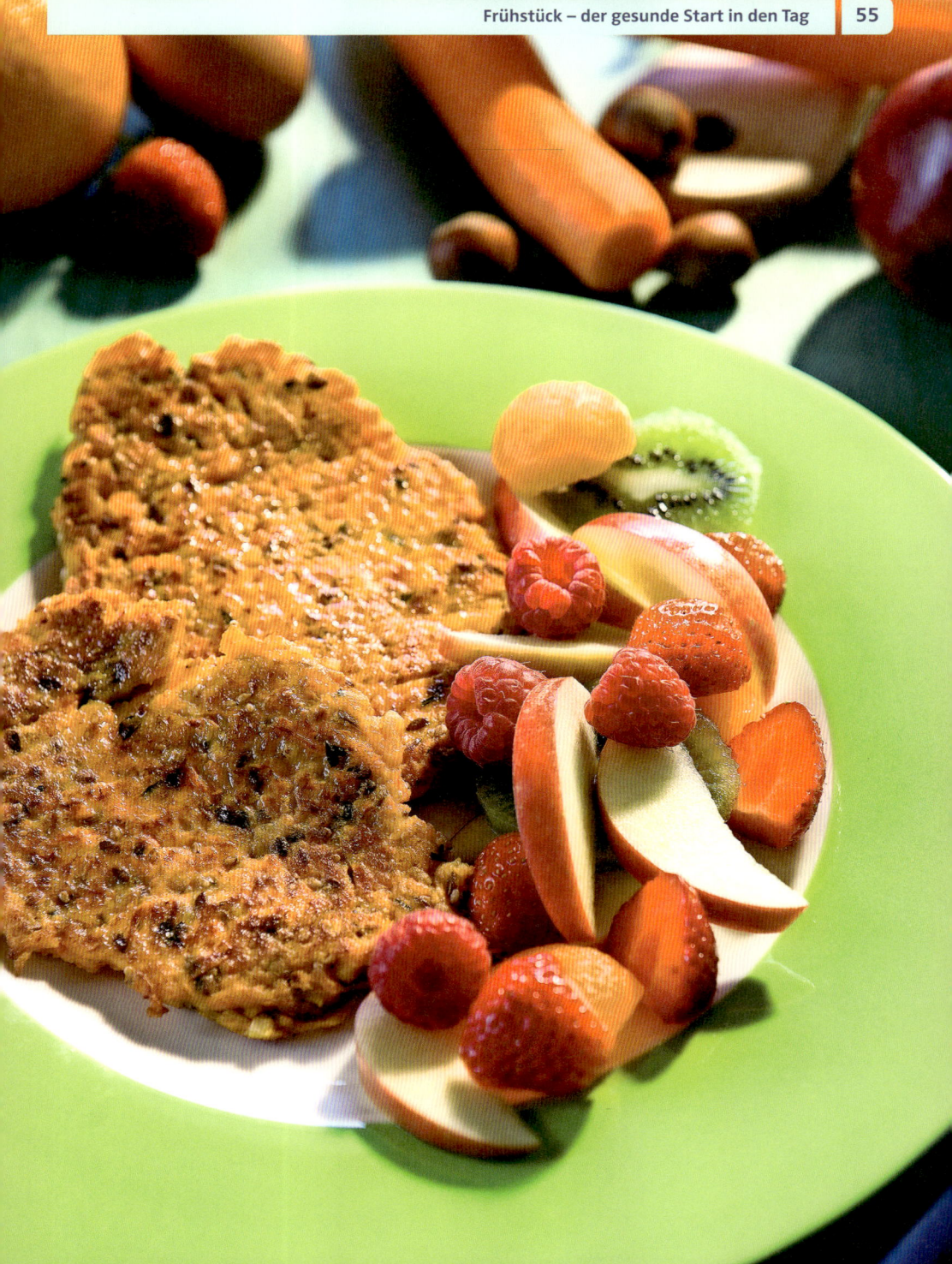

LECKERE MITTAGESSEN

Wie sieht es bei Ihnen mit dem Mittagessen aus? Bei den meisten Menschen ist das sehr unterschiedlich. Mal essen sie mittags kalt, mal warm. Oder sie essen gar nichts, weil zu viel zu tun ist. Das Essen in der Kantine ist nicht wirklich bekömmlich, aber praktisch. Deshalb essen sie meistens doch dort. Oder sie machen eigentlich gar keine richtige Mittagspause und essen am Schreibtisch einen Snack. Es gibt aber auch Menschen, die das Mittagessen zelebrieren, drei Gänge mit allem Drum und Dran.

Für jeden ist etwas anderes richtig. In diesem Kapitel finden Sie viele Vorschläge für leckere, bekömmliche Mittagessen. Folgendes sollten Sie aber grundsätzlich beachten:

- Je nachdem, wie es Ihnen besser bekommt, essen Sie mittags warm oder kalt.
- Eine gute kalte Mahlzeit ist Vollkornbrot mit magerem Belag oder ein Salat mit selbstgemachtem Dressing.
- Eine gute warme Mahlzeit ist lecker zubereitetes Gemüse in allen Variationen – ein- bis zweimal in der Woche mit Fisch und einmal mit Fleisch, sonst gerne vegetarisch.
- Über den Tag verteilt sollten Sie fünf Mahlzeiten zu sich nehmen und jede davon bewusst in Ruhe genießen. In Gesellschaft oder für sich – jedenfalls nicht auf dem Weg zwischen zwei Terminen oder während der Arbeitszeit am Schreibtisch.

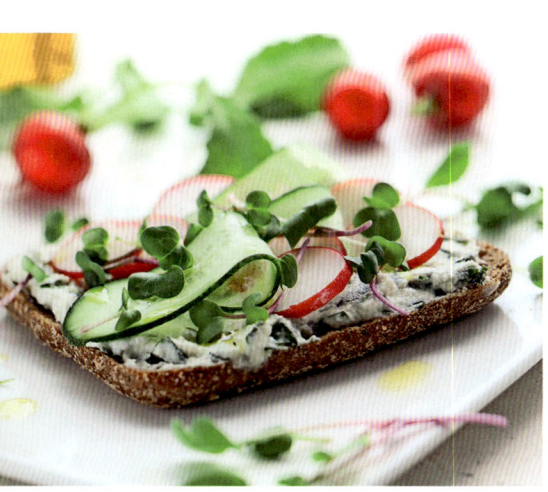

SALATE ALS MITTAGESSEN

Joghurtsauce

Geeignet bei Durchfall, Blähungen, Reizdarm und Sodbrennen

Zubereitungszeit: ca. 10 Minuten

Eine Portion enthält:

41 Kalorien	5 g Kohlenhydrate
4 g Eiweiß	0 g Ballaststoffe
2 g Fett	

Zutaten für 4 Portionen

150 g fettarmer Naturjoghurt

4–8 EL Zitronensaft

1 Prise Agavendicksaft

1 Prise Salz

Zubereitung

Alle Zutaten miteinander mixen.

TIPPS

Die Joghurtsauce passt zu vielen Gemüse- und Frischkostsalaten.
Bei **Durchfall** und **Reizdarm** ersetzen Sie den Zitronensaft durch 8–12 EL Orangensaft. Bei **Verstopfung** und **Durchfall** können Sie statt Joghurt auch Dickmilch, süße oder saure Sahne verwenden.

Kohlrabi mit Banane

Geeignet bei Verstopfung, Durchfall, Blähungen und Reizdarm

Zubereitungszeit: 15 Minuten

Eine Portion mit Sauce enthält:

197 Kalorien	21 g Kohlenhydrate
11 g Eiweiß	3 g Ballaststoffe
3 g Fett	

Zutaten für 4 Portionen

Joghurtsauce (siehe links)

½ TL Kurkuma

3 mittelgroße Kohlrabi

3 Bananen

1–2 EL Mandelsplitter

Zubereitung

Joghurtsauce mit Kurkuma vermischen. Kohlrabi putzen, ein paar zarte Blättchen zum Garnieren aufbewahren. Kohlrabi schälen, raspeln und zur Sauce geben.

Bananen schälen, längs halbieren, in Scheiben schneiden und unter die Kohlrabiraspel mischen.

Mandelsplitter ohne Fett in der Pfanne rösten und über den Salat streuen. Kohlrabiblättchen schneiden und den Salat damit garnieren.

Rettich-Frischkost mit Apfel

Geeignet bei Verstopfung, Durchfall, Blähungen und Reizdarm

Zubereitungszeit: ca. 20 Minuten

Eine Portion enthält:

95 Kalorien	17 g Kohlenhydrate
5 g Eiweiß	3 g Ballaststoffe
2 g Fett	

Zutaten für 4 Portionen

Joghurtsauce (siehe Rezept Seite 57)

1 TL Apfelsaftkonzentrat

weißer Pfeffer

2 mittelgroße Rettiche

2 Äpfel

5 Radieschen

1 Bund Schnittlauch

Zubereitung

Joghurtsauce mit Apfelsaftkonzentrat und weißem Pfeffer mischen.

Rettiche und Äpfel schälen, putzen, raspeln, in die Salatsauce geben und vermengen.

Radieschen putzen, waschen und in Scheibchen schneiden. Schnittlauch waschen, trocknen und in Röllchen schneiden. Alles unter den Salat heben und servieren.

Rote-Bete-Salat mit Möhre

Geeignet bei Durchfall und Blähungen

Zubereitungszeit: ca. 10 Minuten

Eine Portion enthält:

224 Kalorien	40 g Kohlenhydrate
10 g Eiweiß	6 g Ballaststoffe
4 g Fett	

Zutaten für 2 Portionen

Joghurtsauce (siehe Rezept Seite 57)

1 TL Apfelpektin

400 g gegarte Rote Bete

2 Möhren

Salz

Pfeffer

Zubereitung

Die Joghurtsauce mit Apfelpektin mischen. Rote Bete und Möhren direkt in die Sauce raspeln.

Alles mit Pfeffer und Salz würzen und gut mischen.

TIPP

Geben Sie zur Abwechslung Ananasstücke oder gehackte Walnüsse zum Salat.

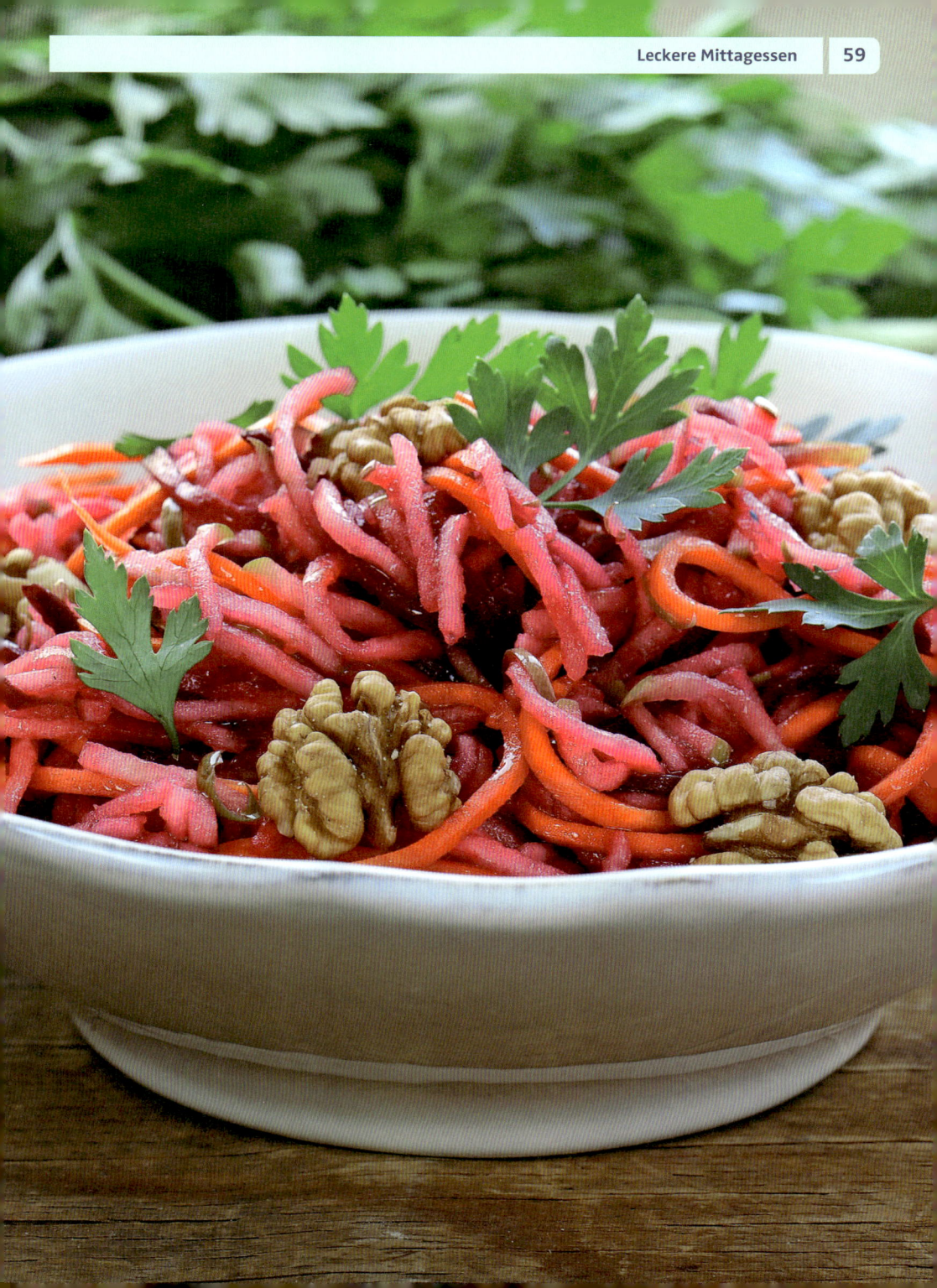

Zucchinisalat mit Estragondressing

Geeignet bei Durchfall, Blähungen und Reizdarm

Zubereitungszeit: ca. 15 Minuten

Eine Portion enthält:

146 Kalorien	4 g Kohlenhydrate
4 g Eiweiß	3 g Ballaststoffe
12 g Fett	

Zutaten für 2 Portionen

4–5 EL Traubensaft

1–2 EL weißer Balsamicoessig

Salz

weißer Pfeffer

1 Prise Zucker

4–5 EL Rapsöl

einige Estragonblätter

400 g Zucchini

1 Fleischtomate

Zubereitung

Für das Dressing Traubensaft mit Balsamicoessig, Salz, Pfeffer und Zucker verrühren. Das Öl dazugeben und mit dem Schneebesen zu einem sämigen Dressing rühren. Die Estragonblätter hacken und zur Sauce geben.

Die Zucchini waschen, putzen und raspeln oder in feine Scheiben hobeln. Mit dem Estragondressing vermengen. Die Tomate waschen, putzen, achteln und ebenfalls zum Salat geben.

TIPP

Zu dem Salat passt auch ein kräftiger Käse: 100 g Tilsiter oder Greyerzer in schmale Streifen schneiden und untermischen.

Käse-Birnen-Apfel-Salat

Geeignet bei Verstopfung, Durchfall, Blähungen und Reizdarm

Zubereitungszeit: ca. 20 Minuten
Ziehzeit: mind. 1 Stunde

Eine Portion enthält:

292 Kalorien	19 g Kohlenhydrate
14 g Eiweiß	3 g Ballaststoffe
18 g Fett	

Zutaten für 2 Portionen

2 EL Sahne

Salz

Pfeffer

1 Prise Currypulver

1 EL Apfelsaft

1–2 TL Zitronensaft

1–2 Birnen

1 Apfel

100 g Butterkäse

½ Bund Schnittlauch

Zubereitung

Die Sahne mit Salz, Pfeffer, Currypulver, Apfelsaft und Zitronensaft verrühren.

Die Birnen und den Apfel gut waschen, dann aufschneiden, entkernen und in kleine Stifte oder Würfel schneiden. Butterkäse in kleine Würfel schneiden.

Birnen- und Apfelstücke zusammen mit dem Käse in eine Schüssel geben und vorsichtig mit dem Dressing mischen. Den Salat im Kühlschrank mindestens eine Stunde, am besten über Nacht durchziehen lassen.

Den Schnittlauch in dünne Ringe schneiden und vor dem Servieren über den Salat streuen.

TIPPS

Bei **Durchfall** ersetzen Sie den Butterkäse (50 % Fett i. Tr.) durch einen Käse mit weniger Fettgehalt (30 % Fett i. Tr.).
Bei **Blähungen** schälen Sie den Apfel und lassen die Birne weg.
Bei **Reizdarm** auf Unverträglichkeiten achten.

Apfel-Möhren-Sellerie-Salat

Geeignet bei Verstopfung und Durchfall

Zubereitungszeit: ca. 25 Minuten

Eine Portion enthält:

286 Kalorien	32 g Kohlenhydrate
10 g Eiweiß	4 g Ballaststoffe
13 g Fett	

Zutaten für 2 Portionen

2 säuerliche Äpfel

Saft von ½ Zitrone

3 Möhren

2 Stangen Staudensellerie

2 EL Obstdicksaft

250 g fettarmer Naturjoghurt

4 EL Sahne

1 EL frisch geriebener Ingwer

2 EL Ahornsirup

2 EL Sonnenblumenkerne

2 EL Kokosraspel

Zubereitung

Die Äpfel waschen, vierteln, das Kerngehäuse herausschneiden und die Äpfel grob raspeln. Danach sofort mit Zitronensaft beträufeln, damit sie nicht braun werden. Die Möhren putzen, schälen und ebenfalls grob raspeln.

Vom Sellerie die Fäden abziehen, die Stangen waschen, trockenreiben und in hauchdünne Scheiben schneiden. Die vorbereiteten Zutaten mischen und mit dem Obstdicksaft leicht süßen.

Den Joghurt mit der Sahne, dem Ingwer und Ahornsirup zur Rohkost geben. Den Salat mit den Sonnenblumenkernen und den Kokosraspeln bestreut servieren.

Paprika-Orangen-Salat mit Artischocken

Geeignet bei Verstopfung, Durchfall, Blähungen und Reizdarm

Zubereitungszeit: ca. 25 Minuten

Eine Portion enthält:

244 Kalorien	34 g Kohlenhydrate
3 g Eiweiß	7 g Ballaststoffe
10 g Fett	

Zutaten für 4 Portionen

4 Orangen

1 gelbe Paprikaschote

1 rote Paprikaschote

100 g Artischockenherzen (Glas)

100 g frische Datteln

1 Avocado

½ Bund Petersilie

1 Tomate

2 EL Zitronensaft

1 EL Reissirup

3 EL Olivenöl

Salz

Pfeffer

Zubereitung

Die Orangen schälen, filetieren und die Filets in Stücke schneiden. Paprikaschoten waschen, putzen und in Streifen schneiden. Artischocken abtropfen lassen und vierteln. Datteln waschen, entkernen und in Scheiben schneiden. Avocado halbieren, den Kern entfernen, das Fruchtfleisch aus der Schale lösen und in Streifen schneiden. Petersilie waschen und die Blätter hacken. Alles in eine Schüssel geben und vorsichtig mischen.

Für das Dressing die Tomate waschen, putzen, entkernen und das Fruchtfleisch zerkleinern. In einer kleinen Schüssel Zitronensaft und Reissirup mit Olivenöl zu einer sämigen Sauce verrühren. Salzen, pfeffern und die Tomaten unterrühren. Das Dressing zum Salat geben und unterheben.

TIPPS

Bei **Durchfall** und **Blähungen** sollten Sie die Datteln weglassen.
Bei **Reizdarm** auf Unverträglichkeiten achten.

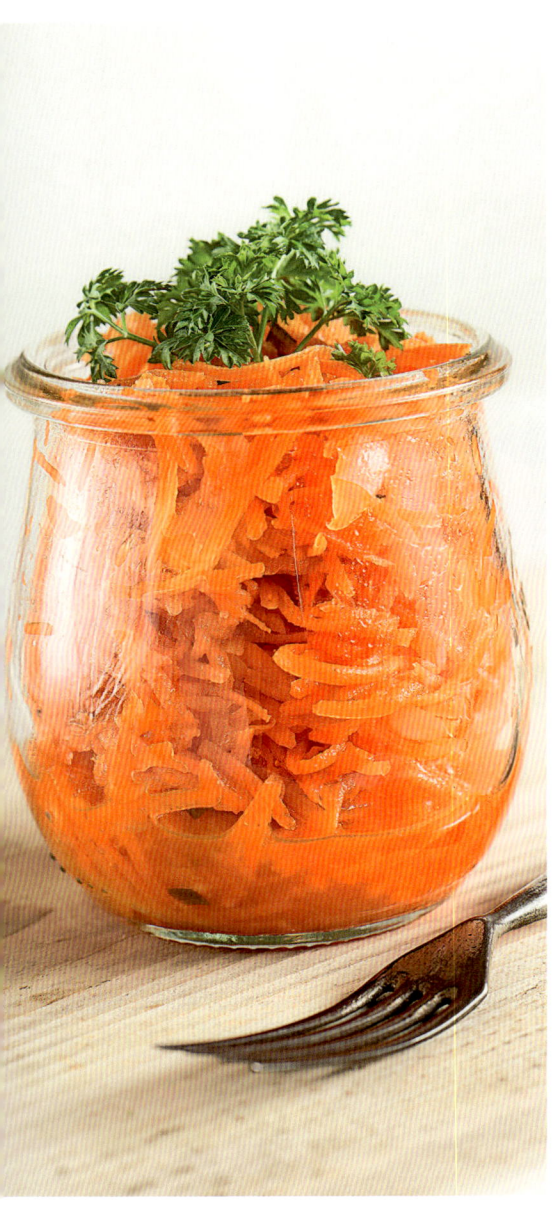

Kohlrabi-Möhren-Frischkost

Geeignet bei Durchfall, Blähungen und Sodbrennen

Zubereitungszeit: ca. 15 Minuten

Eine Portion enthält:

185 Kalorien	15,5 g Kohlenhydrate
5,5 g Eiweiß	6 g Ballaststoffe
10,5 g Fett	

Zutaten für 2 Portionen

2–3 EL Zitronensaft oder Weinessig

1 TL Senf

Salz

weißer Pfeffer

1 Prise Zucker

3–4 EL Rapsöl

1 EL gehackte Basilikumblätter

2 Kohlrabi

3–4 Möhren

Zubereitung

Für das Dressing Zitronensaft, Senf, Salz, Pfeffer, Zucker, Rapsöl und gehackte Basilikumblätter vermengen. Kohlrabi und Möhren waschen, schälen, raspeln und zum Dressing geben.

Spinatsalat
mit Ei-Dressing

Geeignet bei Verstopfung, Durchfall,
Blähungen und Reizdarm

Zubereitungszeit: ca. 25 Minuten

Eine Portion enthält:

152 Kalorien	4 g Kohlenhydrate
10 g Eiweiß	1,5 g Ballaststoffe
10,5 g Fett	

Zutaten für 2 Portionen

2 Eier

4–6 EL Sahne

1 EL Senf

2–3 EL Weinessig

Salz

Pfeffer

Hefestreuwürze

1 Bund Schnittlauch

250 g Babyspinat

1 Zwiebel

Zubereitung

Die Eier hart kochen, Eigelb aus dem Eiweiß herauslösen und das Eigelb zerdrücken. Das Eiweiß hacken.

Sahne, Senf, Weinessig, Salz, Pfeffer und Hefestreuwürze mit dem Eigelb verrühren. Schnittlauch waschen, trocknen, in feine Röllchen schneiden und dazugeben.

Den Spinat putzen, gründlich waschen und trocknen. Die Zwiebel schälen und würfeln. Spinat und Zwiebeln mit der Sauce vermengen, mit gehacktem Eiweiß garnieren.

TIPPS

Bei **Verstopfung** verwenden Sie Joghurt statt Schlagsahne.
Bei **Durchfall** und **Blähungen** ersetzen Sie die frische Zwiebel durch getrocknete Zwiebeln. Sie finden sie im Supermarkt bei den gefriergetrockneten Kräutern.

Bunter Chinakohl-Salat mit Avocado

Geeignet bei Durchfall, Blähungen und Verstopfung

Zubereitungszeit: ca. 25 Minuten

Eine Portion enthält:

153 Kalorien	10 g Kohlenhydrate
3 g Eiweiß	3 g Ballaststoffe
11 g Fett	

Zutaten für 4 Portionen

1 Chinakohl

250 g Kirschtomaten

1 gelbe Paprikaschote

1 rote Zwiebel

60 g grüne Oliven, ohne Stein

30 g Kapernäpfel

1 Stück frischer Ingwer

4 EL Olivenöl

2 EL Limettensaft

2 TL Agavendicksaft

Salz

Pfeffer

1 Avocado

Zubereitung

Die äußeren Blätter und den Strunk vom Chinakohl entfernen, Chinakohl waschen und in Streifen schneiden. Die Tomaten und die Paprikaschote putzen und waschen. Die Tomaten halbieren und die Paprika in Stücke schneiden. Zwiebel schälen, halbieren und in Streifen schneiden. Gemüse mit dem Olivenöl und den Kapernäpfeln vermengen.

Für das Dressing den Ingwer schälen und fein hacken. Ingwer mit Öl, Limettensaft und Agavendicksaft verquirlen und mit Salz und Pfeffer würzen. Das Dressing unter den Salat geben und gut miteinander vermengen. Mit Salz und Pfeffer abschmecken.

Die Avocado halbieren, den Stein entfernen und das Fruchtfleisch aus der Schale lösen. Fruchtfleisch in Scheiben schneiden, auf den Salat geben und servieren.

Rote Bete auf Feldsalat

Geeignet bei Durchfall, Blähungen und Verstopfung

Zubereitungszeit: ca. 15 Minuten

Eine Portion enthält:

312 Kalorien	33 g Kohlenhydrate
8 g Eiweiß	6 g Ballaststoffe
15 g Fett	

Zutaten für 2 Portionen

1 Knoblauchzehe

2–3 EL Weinessig oder Zitronensaft

1 TL Senf

Salz, Pfeffer

3–4 EL Rapsöl

125 g Feldsalat

300–400 g gekochte Rote Bete

1 Zwiebel

Zubereitung

Knoblauch schälen und durch die Presse drücken. Aus Weinessig, Senf, Salz, Pfeffer, Knoblauch und Öl eine Salatsauce zubereiten.

Feldsalat waschen, abtropfen lassen und in eine Schale geben. Rote Bete grob raspeln und auf dem Feldsalat verteilen. Zwiebeln schälen, in Ringe schneiden und auf dem Salat legen. Das Dressing darübergießen und vorsichtig unterheben.

TIPP

Bei **Verstopfung** mit Leinsamen bestreuen.

Feldsalat mit Mango

Geeignet bei Durchfall, Blähungen und Reizdarm

Zubereitungszeit: ca. 15 Minuten

Eine Portion enthält:

378 Kalorien	56 g Kohlenhydrate
20 g Eiweiß	2 g Ballaststoffe
8 g Fett	

Zutaten für 2 Portionen

200 g Feldsalat

1 Mango

1 Banane

250 g fettarmer Naturjoghurt

Saft von ½ Zitrone

Zubereitung

Für das Dressing die Banane pürieren, mit Joghurt und Zitronensaft verrühren.

Feldsalat waschen, putzen, Mango schälen, das Fruchtfleisch vom Kern schneiden und würfeln. Alles auf einem großen Teller anrichten und Dressing darüber geben.

TIPP

Bei **Verstopfung** mit verschiedenen Kernen bestreuen.

Quinoasalat

Geeignet bei Verstopfung, Durchfall, Blähungen und Reizdarm

**Zubereitungszeit: ca. 30 Minuten
Ziehzeit: ca. 1 Stunde**

Eine Portion enthält:

346 Kalorien	42 g Kohlenhydrate
9 g Eiweiß	5 g Ballaststoffe
14 g Fett	

Zutaten für 4 Portionen

200 g Quinoa

1 TL Gemüsebrühe-Extrakt

300 g Lauch

150 g Möhren

1 Apfel

3 EL Rotweinessig

1 EL Senf

1 EL Agavendicksaft

4 EL Sahne

Salz

40 g Rapsöl

2 EL Sesamsamen

Zubereitung

Quinoa in 600 ml kochendes Wasser geben, aufkochen, dann 15 Minuten bei geringer Hitze ausquellen lassen. Mit Gemüsebrühe-Extrakt würzen.

Lauch gründlich waschen und putzen, Möhren schälen, beides in feine Streifen schneiden. Apfel vierteln, entkernen und klein schneiden.

Rotweinessig, Senf, Agavendicksaft, Sahne, Salz und Öl zu einer Sauce verrühren und mit den übrigen Zutaten vermischen. Salat etwa 1 Stunde durchziehen lassen, Sesamsamen ohne Fett anrösten und Salat damit bestreuen.

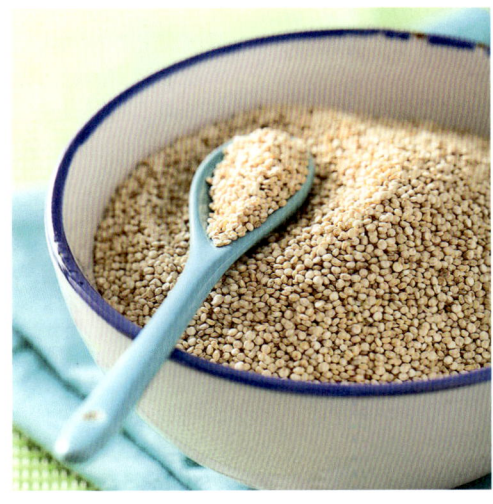

Spinat in Sesamdressing

Geeignet bei Durchfall, Blähungen und
Reizdarm

Zubereitungszeit: ca. 15 Minuten

Eine Portion enthält:

172 Kalorien	4 g Kohlenhydrate
4 g Eiweiß	2 g Ballaststoffe
16 g Fett	

Zutaten für 2 Portionen

2–3 EL Essig

Salz

Pfeffer

abgeriebene Schale von 1 Zitrone

5–6 EL Rapsöl

2 EL Sesamsamen

250 g Babyspinat

Zubereitung

Für das Dressing Essig, Salz, Pfeffer und Zitronenschale mischen, dann das Öl unterrühren.
Sesamsamen in einer Pfanne ohne Fett
hell anrösten und zum Dressing geben.
Spinat putzen, gründlich waschen, trocknen und mit dem Dressing vermengen.

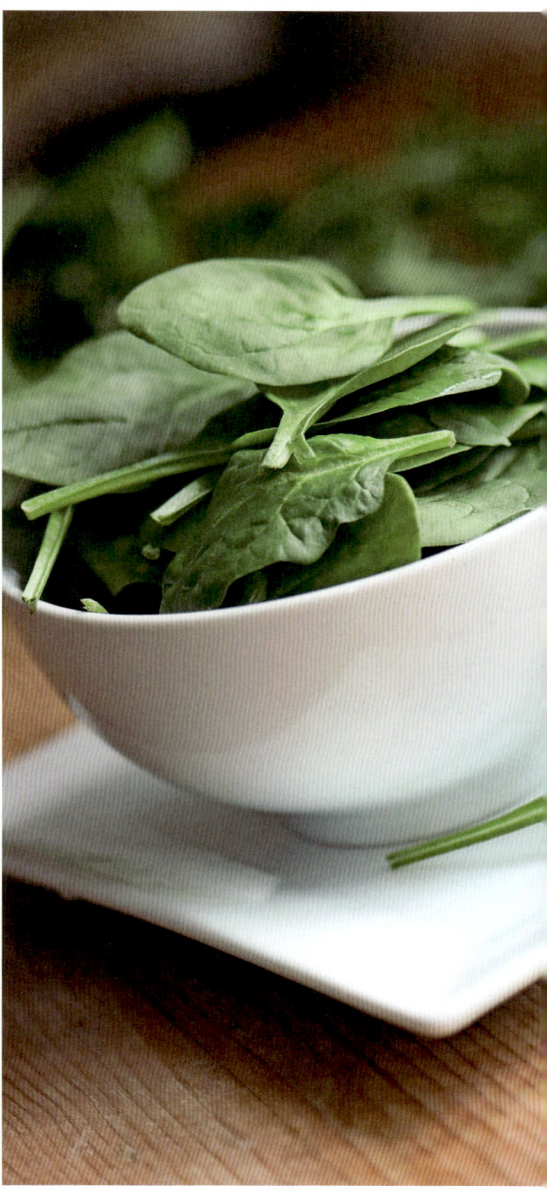

Mediterraner Salat

Geeignet bei Verstopfung, Durchfall,
Blähungen

Zubereitungszeit: ca. 10 Minuten	
Eine Portion enthält:	
226 Kalorien	18 g Kohlenhydrate
6 g Eiweiß	8 g Ballaststoffe
13 g Fett	

Zutaten für 2 Portionen

- 1 Blattsalat
- 2 Tomaten
- 2 Scheiben Vollkornbrot
- 1 Knoblauchzehe
- 4 EL Olivenöl
- Saft von ½ Zitrone
- Salz
- Pfeffer
- Oregano (frisch oder getrocknet)
- 1 Bund Blattpetersilie
- 1 EL Sonnenblumenkerne

Zubereitung

Den Salat putzen, waschen und die Blätter zerteilen. Die Tomaten waschen und achteln. Beides auf einer großen Platte anrichten.

Das Vollkornbrot in kleine Würfel schneiden. Die Knoblauchzehe pressen und mit 1 EL Olivenöl mischen. Diese Mischung in einer Pfanne erhitzen und das Brot darin rösten.

Zitronensaft, Salz, Pfeffer, Oregano und restliches Olivenöl (3 EL) zu einer Salatsauce verrühren und über den Salat träufeln.

Petersilie waschen, trocknen und die Blätter hacken, zusammen mit den Sonnenblumenkernen über den Salat streuen. Zum Schluss die gerösteten Brotwürfel darüber verteilen.

Vollkornnudelsalat
Geeignet bei Verstopfung und Sodbrennen

Zubereitungszeit: 30 Minuten
Zeit zum Durchziehen: ca. 30 Minuten

Eine Portion enthält:

200 Kalorien	46 g Kohlenhydrate
7 g Eiweiß	9 g Ballaststoffe
5 g Fett	

Zutaten für 4 Portionen

150 g Vollkornnudeln

Salz

5 Tomaten

1 Bund Radieschen

150 g Gurke

2 Zwiebeln

1 TL Obstessig

2 EL Rapsöl

4 EL Sahne

Kräutersalz

frisch gemahlener Pfeffer

½ Bund frische Kräuter nach Wahl

Zubereitung

Vollkornnudeln in reichlich Salzwasser nach Packungsanleitung bissfest kochen. Das Wasser abgießen, die Nudeln kalt abschrecken.

Tomaten waschen, putzen und würfeln. Radieschen und Gurke waschen, putzen und klein schneiden. Zwiebeln schälen und in kleine Würfel schneiden.

Obstessig, Rapsöl und Sahne mischen und mit Kräutersalz, Pfeffer und den Kräutern würzen.

Die Nudeln mit dem Gemüse und der Sauce mischen und den Salat etwa 30 Minuten durchziehen lassen.

WARME MITTAGESSEN

Gemüseplatte mit Buttermilch-Hollandaise

Geeignet bei Verstopfung, Durchfall, Blähungen und Reizdarm

Zubereitungszeit: ca. 30 Minuten

Eine Portion enthält:

326 Kalorien	44 g Kohlenhydrate
21 g Eiweiß	14 g Ballaststoffe
4 g Fett	

Zutaten für 2 Portionen

- 3 mittelgroße Möhren
- 2 mittelgroße Kartoffeln
- 1 Brokkoli
- 1 Stange Lauch
- 1 Fenchelknolle
- 150 g Brechbohnen
- Salz
- 1 Eigelb
- 2 EL Mehl
- 100 ml Gemüsebrühe
- 250 ml Buttermilch
- Pfeffer
- Senf
- ½ Bund Schnittlauch

Zubereitung

Möhren und Kartoffeln schälen, waschen und in mundgerechte Stücke schneiden. Brokkoli waschen, putzen und in Röschen zerteilen. Lauch gründlich waschen, putzen, das Weiße in Ringe schneiden. Fenchel waschen, putzen, halbieren und in Streifen schneiden. Brechbohnen waschen und putzen.

In einem großen Topf Salzwasser zum Kochen bringen, darin das Gemüse bissfest garen.

Während das Gemüse gart, in einem kleinen Topf Eigelb mit Mehl vermischen und erhitzen. Unter ständigem Rühren mit dem Schneebesen Gemüsebrühe hinzugeben und gut verrühren. Den Herd auf Stufe 1 herunterdrehen. Nun die Buttermilch dazugeben und alles zu einer glatten Sauce rühren. Mit Salz, Pfeffer und Senf würzen. Schnittlauch waschen, trocknen, in feine Röllchen schneiden und unter die Sauce heben.

Gemüse anrichten und mit der Sauce servieren.

TIPP

Bei **Reizdarm** die Buttermilch durch Sojasahne ersetzen.

Fenchel-Möhren-Gemüse

Geeignet bei Verstopfung, Durchfall,
Blähungen und Reizdarm

Zubereitungszeit: ca. 25 Minuten

Eine Portion enthält:

304 Kalorien	22 g Kohlenhydrate
15 g Eiweiß	12 g Ballaststoffe
16 g Fett	

Zutaten für 2 Portionen

400 g Möhren

400 g Fenchel

Salz

250 g fettarmer Frischkäse

1 EL gehackte Petersilie

Zubereitung

Möhren und Fenchel putzen, in Scheiben
bzw. in Streifen schneiden und im Topf
mit wenig Salzwasser ca. 10 Minuten garen.

Frischkäse mit einer halben Tasse Koch-
wasser glatt rühren und in einem kleinen
Topf erhitzen.

Das Gemüse mit der Sauce mischen und
mit gehackter Petersilie garnieren.

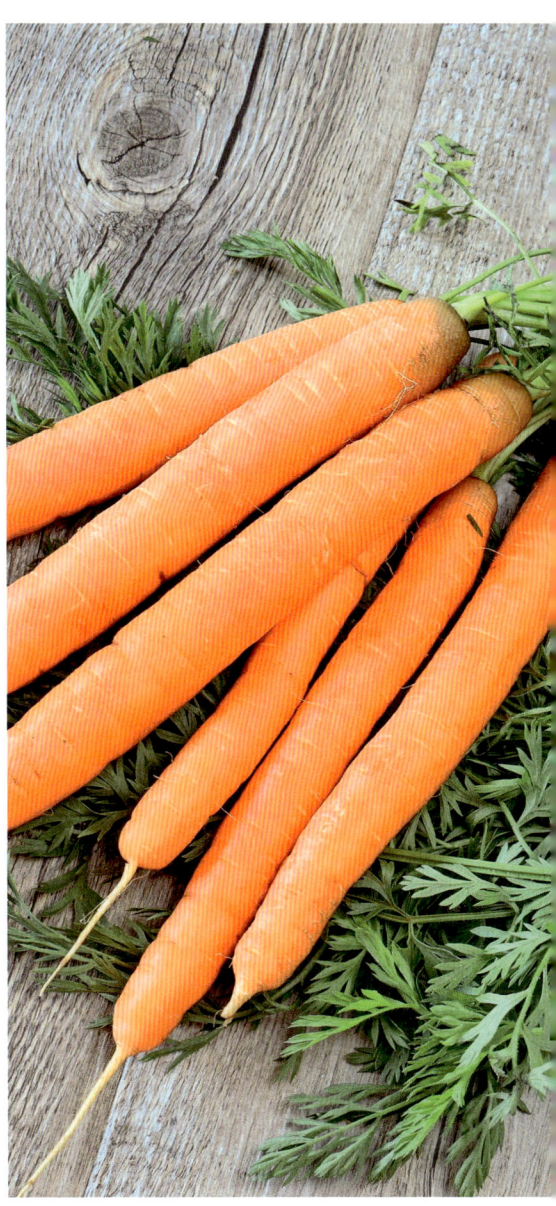

Pikante Puten-Gemüse-Pfanne

Bei allen Beschwerden geeignet

Zubereitungszeit: ca. 30 Minuten	
Eine Portion enthält:	
307 Kalorien	22 g Kohlenhydrate
31 g Eiweiß	9 g Ballaststoffe
11 g Fett	

Zutaten für 2 Portionen

1 EL Rapsöl

200 g Putenschnitzel

1 kleine Zwiebel

200 g Möhren

200 g Brokkoli

100 g Mais (Dose)

Salz, Pfeffer

etwas Gemüsebrühe

1 EL saure Sahne

Petersilie

Knoblauch

Majoran

Zubereitung

Das Öl in einer Pfanne erhitzen und die Putenschnitzel darin scharf anbraten. Fleisch aus der Pfanne nehmen und warm stellen.

Die Zwiebel schälen, in kleine Würfel schneiden und zusammen mit den gewürfelten Möhren und geputzten Brokkoliröschen in dem restlichen Bratfett andünsten. Mit Gemüsebrühe würzen und in wenig Flüssigkeit bissfest garen.

Danach mit der sauren Sahne verfeinern und nochmals abschmecken (nicht mehr kochen lassen). Das Putenfleisch in schmale Streifen schneiden und mit dem Mais zu dem Gemüse geben.

Petersilie und Majoran waschen, fein wiegen und über das Gericht streuen.

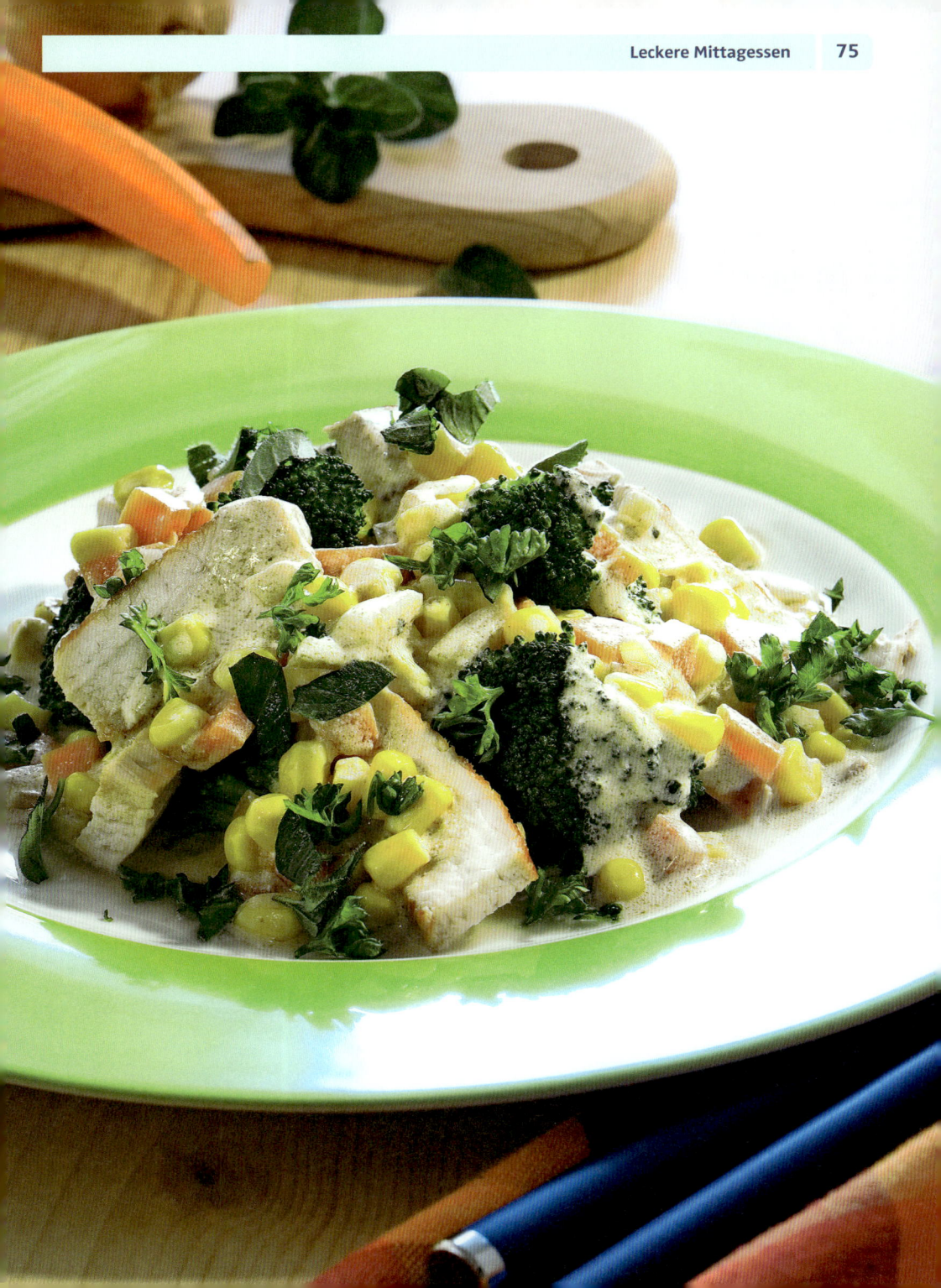

Nudelpfanne

Geeignet bei Verstopfung, Durchfall,
Blähungen und Reizdarm

Zubereitungszeit: ca. 40 Minuten	
Eine Portion enthält:	
696 Kalorien	79 g Kohlenhydrate
21 g Eiweiß	8 g Ballaststoffe
31 g Fett	

Zutaten für 4 Portionen	
1 Zwiebel	
1 Stange Lauch	
1 Möhre	
2 Tomaten	
1 rote Paprikaschote	
200 g Vollkornnudeln	
Salz	
2 EL Rapsöl	
1 Tasse Gemüsebrühe	
Pfeffer	
Paprikapulver edelsüß	
1 TL Currypulver	
1 Bund Schnittlauch	
100 g saure Sahne	

Zubereitung

Zwiebel schälen und würfeln. Lauch und Möhre waschen, putzen und in Scheiben schneiden. Tomaten und Paprikaschote waschen, putzen und würfeln.

Vollkornnudeln nach Packungsanweisung in Salzwasser bissfest kochen.

In der Zwischenzeit das Öl erhitzen und die Zwiebeln darin glasig werden lassen. Das Gemüse zu den Zwiebeln geben und kurz andünsten. Die Gemüsebrühe angießen und alles mit Salz, Pfeffer, Paprika- und Currypulver würzen. Das Gemüse bei geringer Hitze 5 Minuten garen.

Den Schnittlauch waschen, trocknen und in Röllchen schneiden. Saure Sahne unter das Gemüse rühren, die Vollkornnudeln unterheben und alles mit Schnittlauch bestreuen.

TIPP

Bei **Durchfall, Blähungen** und **Reizdarm** sollten Sie die Zwiebel und den Lauch weglassen und Curry durch Kurkuma und Pfeffer ersetzen.

Bunte Vollkornpizza

Geeignet bei Verstopfung

Zubereitungszeit: ca. 20 Minuten
Einweich- und Garzeit Weizen: 13 Stunden
Zeit zum Gehen: 1 Stunde
Backzeit Pizza: 15–20 Minuten

Eine Portion enthält:

511 Kalorien	47 g Kohlenhydrate
31 g Eiweiß	7 g Ballaststoffe
40 g Fett	

Zutaten für 6 Portionen

80 g Weizenkörner

20 g Hefepulver

200 g Weizen-Vollkornmehl

200 g Mehl Type 405

60 g Margarine

1 TL Salz

200 g Zwiebeln

400 g Tomaten

200 g Champignons

120 g Gouda

120 g Erbsen (TK)

50 g Tomatenmark mit Wasser glattgerührt

Oregano

Paprikapulver edelsüß

Currypulver

Salz

Pfeffer

Zubereitung

Die Weizenkörner über Nacht im Kühlschrank in Wasser einweichen und am nächsten Tag ca. 1 Stunde kochen, bis sie weich sind.

Die Hefe in 200 ml warmem Wasser auflösen. Mehl, Margarine und Salz zugeben und alles zu einem glatten Teig verkneten. An einem warmen Ort 30 Minuten gehen lassen. Dann den Teig nochmals durchkneten, ausrollen und auf ein mit Backpapier belegtes Blech legen. Nochmals 30 Minuten gehen lassen.

Den Backofen auf 250 °C vorheizen.

Zwiebeln abziehen und in Ringe schneiden. Tomaten waschen, putzen und in Scheiben schneiden. Champignons säubern und feinblättrig schneiden. Den Käse reiben. Alles zusammen mit den Erbsen und den gegarten Weizenkörnern auf dem Teig verteilen.

Tomatenketchup mit Gewürzen mischen und über das Gemüse geben. Die Pizza auf der mittleren Schiene 15–20 Minuten backen.

TIPP

Wenn Sie sich die Einweichzeit sparen möchten, können Sie auch vorgegarte Weizenkörner verwenden. Diese bekommen Sie in gut sortierten Supermärkten oder in Biomärkten.

Hirsepizza

Geeignet bei Verstopfung, Durchfall, Blähungen

Zubereitungszeit: 50 Minuten
Backzeit: ca. 20–25 Minuten

Eine Portion enthält:

302 Kalorien	57 g Kohlenhydrate
8 g Eiweiß	5 g Ballaststoffe
15 g Fett	

Zutaten für 4 Portionen

800 ml Gemüsebrühe

250 g Hirse

2 Knoblauchzehen

2 EL Butter

Pfeffer

Salz

Muskat

3 EL Olivenöl

2 Zwiebeln

250 g Paprikamark

Oregano, Majoran, Thymian, Basilikum

1 Aubergine

2 rote Paprikaschoten

2–3 Tomaten

Zubereitung

Gemüsebrühe zum Kochen bringen, die Hirse gründlich waschen und in die Brühe geben. Die Hitze reduzieren und die Hirse bei geringer Hitze 15–20 Minuten quellen lassen, bis sie die Flüssigkeit vollständig aufgenommen hat.

Eine Knoblauchzehe schälen und pressen und mit der Butter unter die Hirse rühren. Die Masse mit Pfeffer, Salz und Muskat würzen, auf ein mit Backpapier ausgelegtes Blech streichen und etwas auskühlen lassen.

Eine Zwiebel schälen und fein hacken. Die zweite Knoblauchzehe schälen und pressen. Das Olivenöl erhitzen, die Zwiebeln darin glasig dünsten, Paprikamark und Knoblauch einrühren. Die Sauce mit Pfeffer, Salz und Kräutern „schön italienisch" würzen und auf die Hirse streichen.

Den Backofen auf 180 °C vorheizen.

Die zweite Zwiebel schälen und in Streifen schneiden. Aubergine, Paprikaschoten und Tomaten waschen, putzen und in Scheiben bzw. Streifen schneiden.

Das Gemüse auf der Pizza verteilen und mit den restlichen Kräutern bestreuen. Die Pizza auf der mittleren Schiene 20–25 Minuten backen.

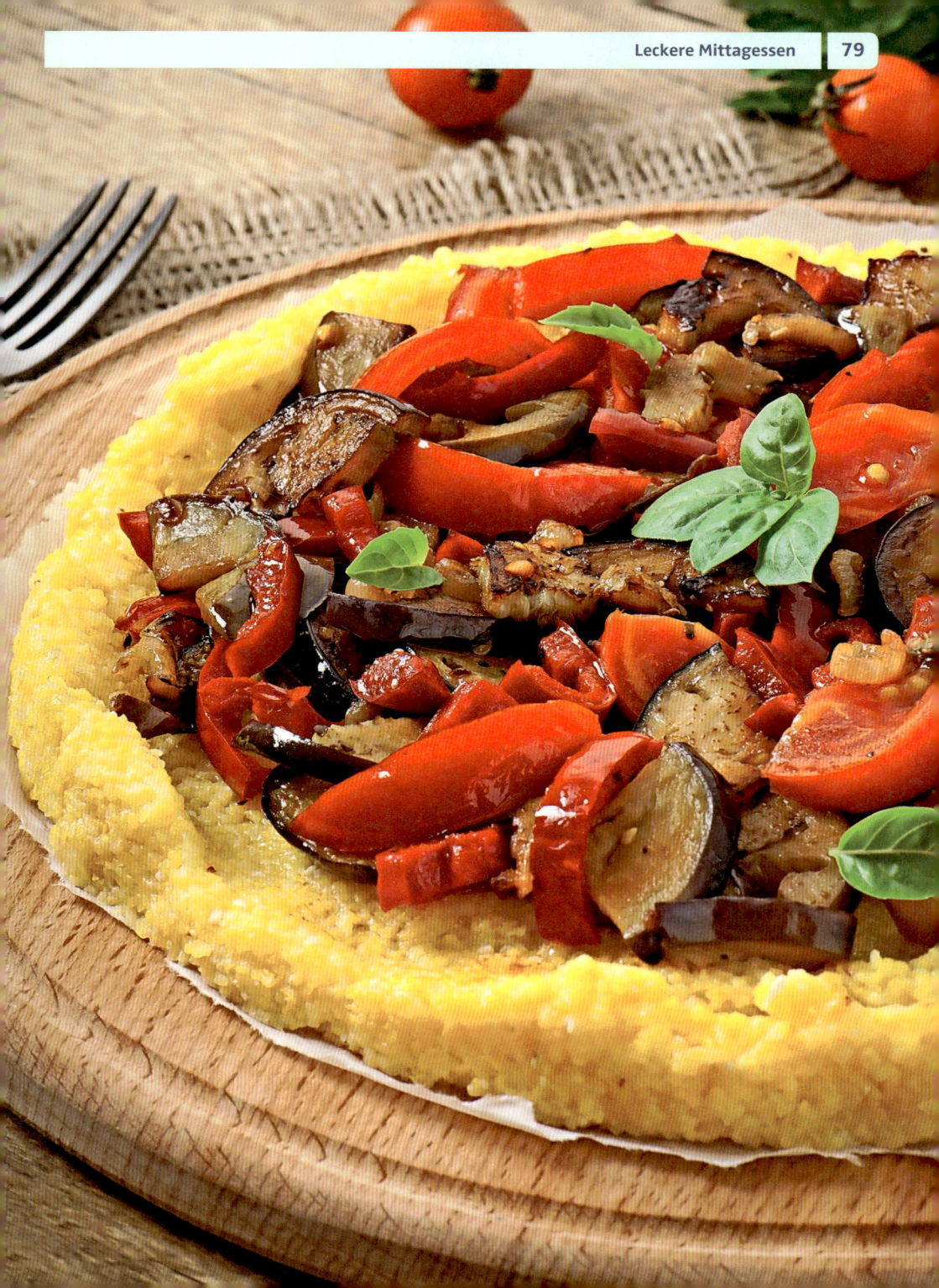

Hirseschnitten mit Tomaten-Parmesan-Kruste

Bei allen Beschwerden geeignet

Zubereitungszeit: ca. 30 Minuten
Einweichzeit: 30 Minuten
Backzeit: ca. 10–15 Minuten

Eine Portion enthält:

326 Kalorien	44 g Kohlenhydrate
19 g Eiweiß	6 g Ballaststoffe
12 g Fett	

Zutaten für 4 Portionen

250 g Hirse

2 Tassen Gemüsebrühe

2 EL Rapsöl

1 geh. EL Suppengemüse (TK)

1 Bund Majoran

1 Bund Basilikum

8 EL Schmand

1–2 EL Butter

Salz

200 g Tomatenmark

2 EL Paniermehl

3 EL Parmesan

3 EL Olivenöl

TIPP

Dazu passt Tomatensauce und grüner Salat.

Zubereitung

Hirse in der Gemüsebrühe 30 Minuten einweichen.

1 EL Rapsöl in einem Topf erhitzen, darin das Suppengemüse andünsten. Die eingeweichte Hirse mit der Brühe zugeben, langsam erhitzen und zugedeckt bei geringer Hitze 20 Minuten quellen lassen. Die Hirse ist fertig, wenn alle Flüssigkeit aufgesaugt ist.

Majoran und Basilikum waschen, trocknen und hacken. Beides mit 8 EL Schmand mischen.

Butter unter die Hirse rühren und die Schmand-Kräuter-Mischung unterheben. Die Masse mit Salz würzen.

Den Backofen auf 220 °C vorheizen. Ein Backblech mit dem restlichen Öl einölen und die Hirsemasse etwa ½ cm dick darauf verteilen.

Das Tomatenmark mit dem restlichen Schmand verrühren und auf die Hirse streichen. Parmesan und Paniermehl mischen und darüberstreuen. Alles mit Olivenöl beträufeln und ca. 10–15 Minuten im Ofen überbacken.

Hirsefrikadellen

Geeignet bei Verstopfung, Durchfall,
Blähungen und Reizdarm

Zubereitungszeit: ca. 70 Minuten

Eine Portion enthält:

254 Kalorien	39 g Kohlenhydrate
9 g Eiweiß	3 g Ballaststoffe
7 g Fett	

Zutaten für 4 Portionen

1 kleine Zwiebel

2 EL Rapsöl

250 g Hirse

625 ml Gemüsebrühe

1 Knoblauchzehe

Salz

frisch gemahlener Pfeffer

3 EL gehackter Kerbel

4 EL gehackter Dill

4 EL gehackte Petersilie

1–2 Eier (je nach Größe)

zarte Haferflocken zum Binden

Zubereitung

Die Zwiebel abziehen und fein würfeln. Das Öl in einem Topf erhitzten, darin die Zwiebeln glasig dünsten. Hirse in einem Sieb waschen und zu den Zwiebeln geben. Die Gemüsebrühe angießen und zum Kochen bringen. Die Hirse anschließend bei kleiner Hitze etwa 20 Minuten ausquellen lassen, bis die Flüssigkeit vollständig aufgesaugt ist. Abkühlen lassen.

Knoblauch abziehen und fein hacken. Zusammen mit Salz und Pfeffer zur Hirse geben.

Die fein gehackten Kräuter und ein Ei untermengen, alles gut miteinander verkneten. Je nach Konsistenz der Masse noch ein Ei bzw. zum Binden einige Haferflocken dazugeben.

Mit nassen Händen kleine Frikadellen formen und diese auf ein Blech legen. Bei 175 °C 15–20 Minuten backen, bis sie goldgelb sind.

TIPP

Dazu passt ein gemischter Salat oder Tomate mit Mozzarella und Basilikum.

Gemüse-Grieß-Topf

Bei allen Beschwerden geeignet

Zubereitungszeit: ca. 30 Minuten	
Eine Portion enthält:	
470 Kalorien	57 g Kohlenhydrate
14 g Eiweiß	8 g Ballaststoffe
9 g Fett	

Zutaten für 2 Portionen

200 g Brokkoli

4 Möhren

1 Kohlrabi

4 Kartoffeln

2 EL Butter

½ TL Senfkörner

je 1 Prise Kreuzkümmel, Schwarzer Pfeffer,

Salz, Kurkuma

150 g Weizenvollkorngrieß

2 Tomaten

Zubereitung

Brokkoli waschen, putzen und in kleine Röschen teilen. Möhren, Kohlrabi und Kartoffeln schälen, waschen und würfeln. Die Butter in einem Topf erhitzen, das Gemüse darin unter Rühren ein paar Minuten andünsten. Gewürze hinzufügen, 2 Tassen Wasser angießen. Den Weizengrieß ganz langsam einrühren und alles auf kleiner Flamme köcheln lassen, bis das Gemüse gar ist. Evtl. noch etwas Wasser nachgießen.

Tomaten waschen, putzen, würfeln und zum Schluss dazugeben.

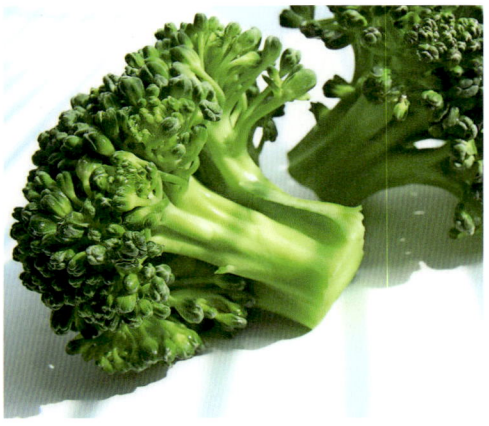

Kürbisrisotto

Geeignet bei Verstopfung, Durchfall,
Blähungen und Reizdarm

Zubereitungszeit: ca. 45 Minuten

Eine Portion enthält:

440 Kalorien	67 g Kohlenhydrate
10 g Eiweiß	3 g Ballaststoffe
14 g Fett	

Zutaten für 4 Portionen

1 Zwiebel

2 EL Butter

250 g Risottoreis

500 ml Gemüsebrühe

100 ml Sahne

Salz

Pfeffer

600 g Kürbisfleisch

125 ml Weißwein

1 TL Honig

2 Lauchzwiebeln

1 EL gehackte Petersilie

1 TL gehackte Thymianblättchen

3 EL geriebener Parmesan

Zubereitung

Zwiebeln abziehen, fein würfeln. In einem Topf 1 EL Butter erhitzen und die Zwiebeln darin andünsten. Reis dazugeben und kurz mitdünsten. Sahne und so viel Gemüsebrühe angießen, bis der Reis knapp bedeckt ist. Reis bei schwacher Hitze unter ständigem Rühren ca. 20 Minuten garen, dabei immer wieder Gemüsebrühe zugeben. Mit Salz und Pfeffer abschmecken.

Das Kürbisfleisch in 1 cm große Würfel schneiden. Die restliche Butter (1 EL) erhitzen, darin die Kürbiswürfel andünsten. Weißwein und Honig dazugeben und zugedeckt 3–5 Minuten bei schwacher Hitze dünsten. Mit Salz und Pfeffer abschmecken.

Lauchzwiebeln putzen, waschen und in feine Ringe schneiden. Mit Kräutern, Parmesan und Kürbisfleisch unter den Reis mischen.

Artischockenrisotto

Geeignet bei Verstopfung, Durchfall, Blähungen und Reizdarm

Zubereitungszeit: ca. 1 Stunden	
Eine Portion enthält:	
208 Kalorien	30 g Kohlenhydrate
6 g Eiweiß	8 g Ballaststoffe
6 g Fett	

Zutaten für 5 Portionen

6 Artischocken

etwas Zitronensaft

1 Zwiebel

2 EL Olivenöl

3 Knoblauchzehen

½ Tasse Weißwein

Salz

Pfeffer

2 Schalotten

2 Tassen Risottoreis

1 EL Zitronenschale

1 EL Basilikum

Zubereitung

Die Artischocken bis auf die Herzen zurückschneiden. Die faserigen Teile oberhalb des Herzstücks ausschneiden, Stiele kürzen und schälen. Artischocken in eine Schüssel geben, mit Wasser bedecken und einen guten Schuss Zitronensaft untermischen.

Die Zwiebel abziehen und hacken. 1 EL Olivenöl in einem Topf erhitzen. Zwiebel zugeben und glasig dünsten. 2 Knoblauchzehen abziehen, pressen und kurz mitdünsten.

Artischocken mit Zitronenwasser, Wein und Salz zugeben, aufkochen lassen, dann die Temperatur reduzieren. Etwa 20 Minuten köcheln lassen, bis die Artischocken gar sind. Die Artischocken aus dem Topf nehmen und zur Seite stellen. Die übrigen Zutaten abseihen und den Sud auffangen. Schalotten und restliche Knoblauchzehe abziehen und fein hacken. Restliches Olivenöl (1 EL) erhitzen und beides darin anbraten. Reis zugeben und glasig anbraten. So viel Sud angießen, dass der Reis gerade bedeckt ist und unter ständigem Rühren garen, bis die Flüssigkeit vom Reis aufgenommen wurde. Auf diese Weise immer wieder Sud angießen einkochen lassen, bis das Risotto bissfest ist. Das dauert ca. 20 Minuten.

Risotto mit Salz und Pfeffer abschmecken. Artischocken würfeln und unterrühren.

TIPP

Bei **Durchfall** und **Blähungen** sollten Sie getrocknete Zwiebeln und getrockneten Knoblauch verwenden und den Wein weglassen. Geben Sie 1 TL Kurkuma dazu.

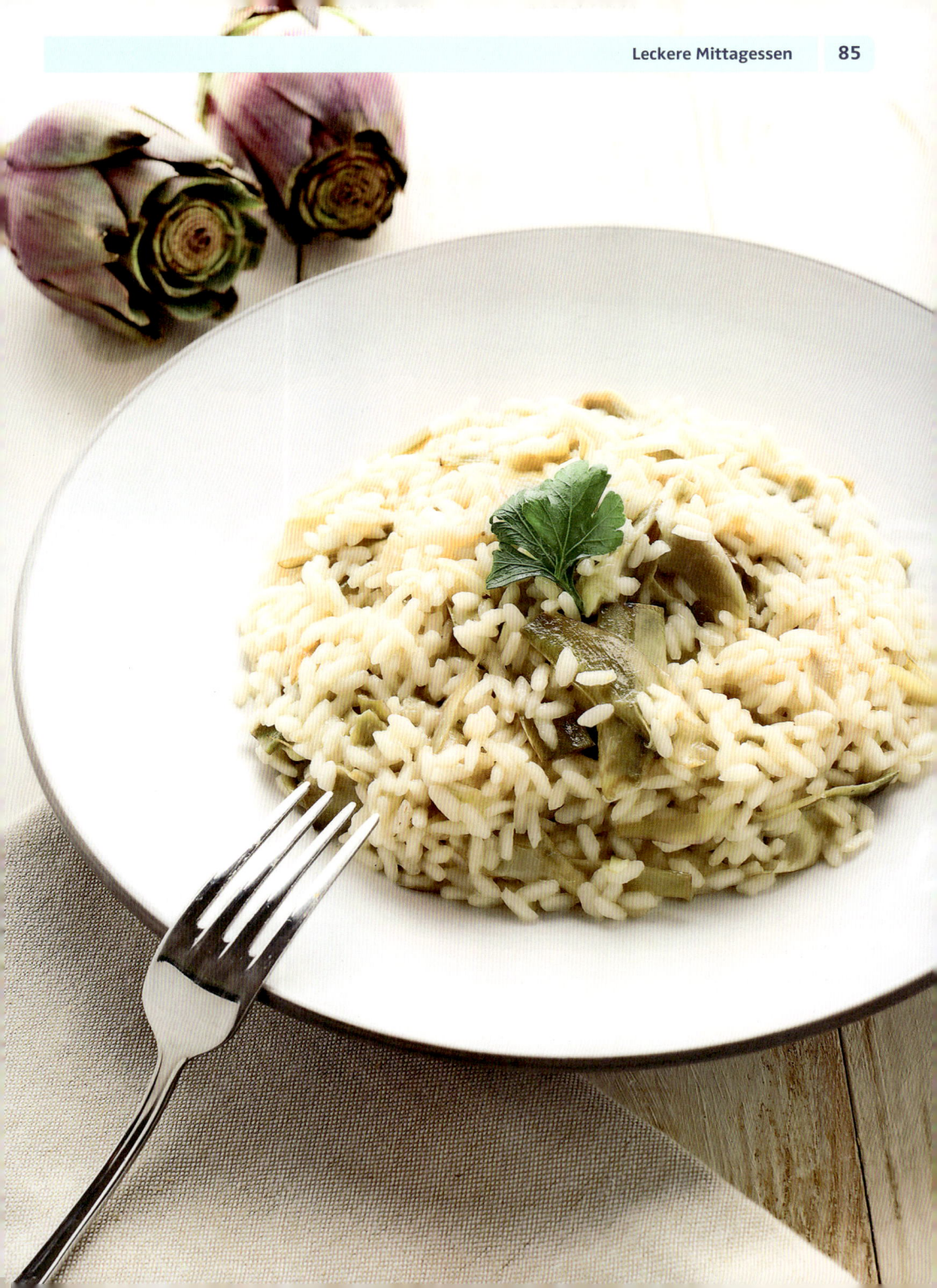

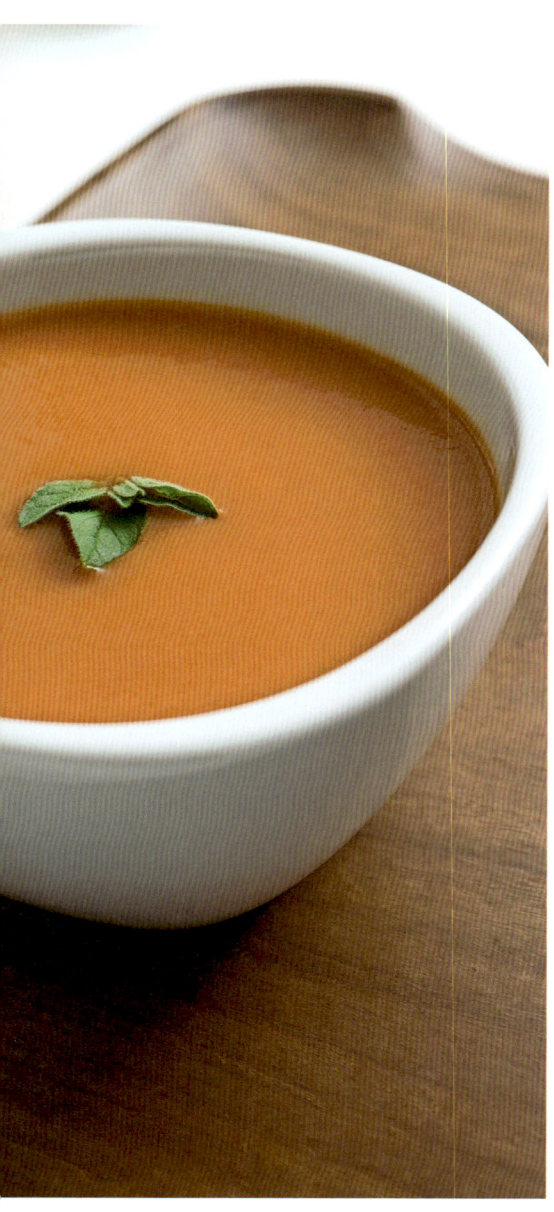

Tomatensuppe

Geeignet bei Verstopfung, Durchfall, Blähungen und Reizdarm

Zubereitungszeit: ca. 25 Minuten	
Eine Portion enthält:	
266 Kalorien	15 g Kohlenhydrate
5 g Eiweiß	2 g Ballaststoffe
20 g Fett	

Zutaten für 2 Portionen

2 Lauchzwiebeln

3 EL Rapsöl

800 g Tomaten

2 EL Tomatenmark

Salz

Pfeffer

Honig

2 EL gehackter Oregano

Zubereitung

Lauchzwiebeln schälen und würfeln. Tomaten waschen, putzen und klein schneiden.

Das Öl in einem Topf erhitzen. Lauchzwiebeln darin andünsten, Tomaten dazugeben und 10 Minuten dünsten.

Alles pürieren und Tomatenmark dazugeben. Mit Salz, Pfeffer, Honig und Oregano würzen, einmal aufkochen lassen und abschmecken.

Möhren-Kürbis-Suppe

Geeignet bei Verstopfung, Durchfall, Blähungen und Reizdarm

Zubereitungszeit: ca. 35 Minuten

Eine Portion enthält:

175 Kalorien	27 g Kohlenhydrate
3,5 g Eiweiß	9 g Ballaststoffe
5 g Fett	

Zutaten für 2 Portionen

200 g Möhren

2 kleine Kartoffeln

200 g Kürbisfleisch

2 EL Rapsöl

1 TL Currypulver

900 ml Gemüsebrühe

160 ml Orangensaft

Cayennepfeffer

2 EL gehackte Petersilie

Zubereitung

Möhren und Kartoffeln schälen und waschen. Kürbisfleisch evtl. schälen. Von Kürbis und Möhren mit dem Sparschäler jeweils ein paar dünne Streifen schneiden und beiseite stellen. Den Rest in Stücke, die Kartoffeln in kleine Würfel schneiden. Das Öl in einem Topf erhitzen, darin Kürbis- und Möhrenstücke andünsten. Mit Currypulver bestäuben und mit Brühe aufgießen. Kartoffelwürfel dazugeben und alles ca. 10 Minuten garen.

Die Suppe pürieren. Orangensaft dazugießen und mit Cayennepfeffer abschmecken. Gemüsestreifen in die Suppe geben, noch mal kurz aufkochen und mit Petersilie bestreut servieren.

Vegane Kürbissuppe mit Kokosflocken

Geeignet bei Verstopfung, Durchfall, Blähungen und Reizdarm

Zubereitungszeit: ca. 40 Minuten

Eine Portion enthält:

281 Kalorien	24 g Kohlenhydrate
5 g Eiweiß	5 g Ballaststoffe
19 g Fett	

Zutaten für 4 Portionen

750 g Hokkaidokürbis

1 kleine Zwiebel

1 Knoblauchzehe

4 EL Rapsöl

60 g Kokosflocken

600 ml Gemüsebrühe

200 ml Hafersahne

Salz

Ingwer

Currypulver

1 TL Zucker

Zubereitung

Kürbis gut waschen und in Spalten schneiden, Kerne und grobe Fasern herauslösen, Stielansatz entfernen. Kürbisfleisch mit Schale grob würfeln, Zwiebeln abziehen und fein hacken, Knoblauchzehe abziehen und durchpressen.

Öl in einem Topf erhitzen, darin Kürbis, Zwiebeln und Knoblauch ca. 10 Minuten andünsten. Kokosflocken und Gemüsebrühe zugeben, aufkochen lassen und alles fein pürieren. Hafersahne angießen und mit Salz, Ingwer, Currypulver und Zucker würzen, weitere 10 Minuten köcheln lassen.

TIPP

Bei **Reizdarm** ist ein Kürbiskernrisotto sehr zu empfehlen.

Kokossuppe mit Hühnerfleisch

Geeignet bei Verstopfung, Durchfall, Blähungen und Reizdarm

Zubereitungszeit: ca. 35 Minuten

Eine Portion enthält:

214 Kalorien	5 g Kohlenhydrate
28 g Eiweiß	1 g Ballaststoffe
10 g Fett	

Zutaten für 6–8 Portionen

1500 ml Hühnerbrühe

1 Zwiebel

2 Knoblauchzehen

1 Stange Zitronengras

1 kleines Stück Galgantwurzel

150 g Champignons

500 g Hähnchenbrustfilet

4–6 kleine rote und grüne Chilischoten

130 g Kokoscreme

3 EL Zitronensaft

Zubereitung

Hühnerbrühe in einen Topf geben und zum Kochen bringen. Zwiebeln schälen und fein hacken, Knoblauchzehen schälen und pressen. Zitronengras und Galgantwurzel im Mörser zerstoßen. Diese Zutaten zur Hühnerbrühe geben und alles 10 Minuten offen köcheln lassen. Die Suppe durch ein feines Sieb abgießen und wieder in den Topf geben.

Die Champignons abreiben, putzen und in feine Streifen schneiden. Hähnchenfleisch in Würfel schneiden. Chilischoten waschen, putzen und in Ringe schneiden. Die Suppe wieder zum Kochen bringen. Champignons, Hähnchenfleisch und Kokoscreme in die Suppe geben und offen 5–10 Minuten köcheln lassen, bis das Fleisch gar ist. Zitronensaft hinzufügen. Die Chilischoten extra zur Suppe reichen, damit jeder die Schärfe selbst bestimmen kann.

TIPP

Bei **Durchfall** und **Reizdarm** sollten Sie die Chilischoten weglassen und die Suppe mit Kurkuma würzen.

Rote Linsensuppe mit gebratenen Pilzen

Geeignet bei Verstopfung, Durchfall, Blähungen und Reizdarm

Zubereitungszeit: ca. 45 Minuten

Eine Portion enthält:

420 Kalorien	54 g Kohlenhydrate
24 g Eiweiß	10 g Ballaststoffe
11 g Fett	

Zutaten für 2 Portionen

1 Zwiebel

2 TL Ghee

150 g rote Linsen

2 EL Tomatenmark

2 EL Apfelessig, naturtrüb

700 ml Gemüsebrühe

120 g Champignons

1 Knoblauchzehe

1 TL Zitronensaft

Salz

Pfeffer

2 EL Estragon

4 EL Sahne

1 EL Olivenöl

Zubereitung

Zwiebeln schälen und fein würfeln. In einem Topf das Ghee erhitzen, darin die Zwiebeln anschwitzen. Linsen dazugeben und ebenfalls kurz anschwitzen. Tomatenmark hinzufügen und mit Apfelessig ablöschen. Gemüsebrühe zugießen und 15–20 Minuten köcheln lassen, bis die Linsen weich sind.

In der Zwischenzeit Champignons abreiben, putzen und in Scheiben schneiden. Den Knoblauch abziehen und fein hacken.

Knoblauch zur Suppe geben, alles pürieren und mit Zitronensaft, Salz, Pfeffer und Estragon würzen.

Olivenöl erhitzen und die Champignons leicht braten. Sahne in die Suppe rühren und die Champignons hineingeben.

TIPP

Bei **Durchfall** und **Blähungen** die Zwiebel weglassen und zusätzlich mit Oregano würzen. Ersetzen Sie eventuell die Sahne durch Hafer- oder Soja- oder saure Sahne.

Grünkernauflauf

Geeignet bei Verstopfung, Durchfall und Blähungen

Zubereitungszeit: ca. 50 Minuten
Backzeit: ca. 20 Minuten

Eine Portion enthält:

581 Kalorien	81 g Kohlenhydrate
23 g Eiweiß	8 g Ballaststoffe
17 g Fett	

Zutaten für 4 Portionen

2 Tassen Grünkern (oder Dinkel)

3 Tassen Brühe

3 Tomaten

150 g saure Sahne

100 g geriebener Käse

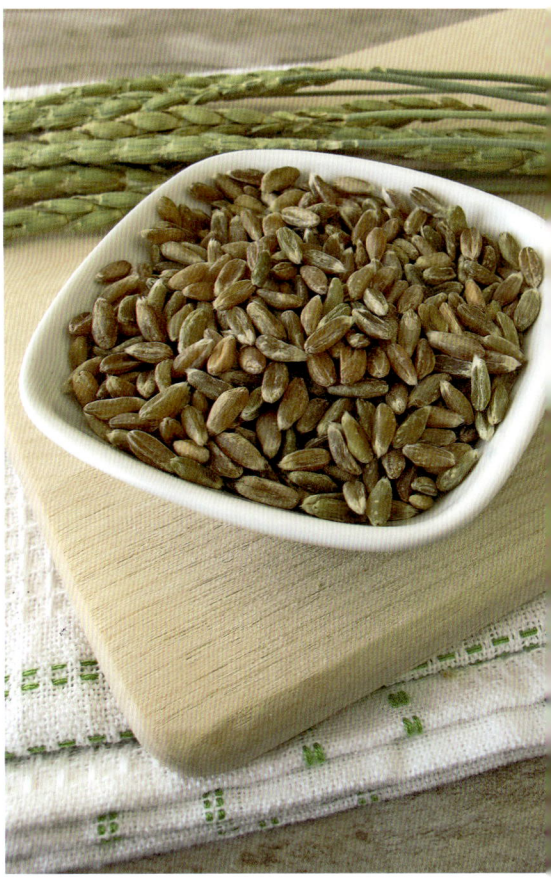

Zubereitung

Grünkern unter fließendem Wasser abwaschen und abtropfen lassen. Mit der Gemüsebrühe in einem Topf erhitzen und ca. 45 Minuten kochen, bis das Getreide gar und das Wasser verkocht ist.

Den Backofen auf 180 °C vorheizen.

Die Tomaten waschen und in Scheiben schneiden. Das Getreide in eine Auflaufform streichen und die Tomaten darauf verteilen. Die saure Sahne mit etwas Wasser glatt rühren und über die Tomaten streichen. Alles mit geriebenem Käse bestreuen und im Ofen ca. 20 Minuten überbacken.

TIPP

Bei **Durchfall** und **Blähungen** sollten Sie Schrot verwenden.

Kartoffel-Zucchini-Auflauf

Geeignet bei Verstopfung, Durchfall,
Blähungen und Reizdarm

Zubereitungszeit: ca. 40 Minuten
Backzeit: ca. 25 Minuten

Eine Portion enthält:

472 Kalorien	46 g Kohlenhydrate
17 g Eiweiß	7 g Ballaststoffe
22 g Fett	

Zutaten für 2 Portionen

3 mittelgroße Kartoffeln

2 Zucchini

Salz

1 Knoblauchzehe

1 EL Butter

1–2 EL Mehl

100 g saure Sahne

100 ml Gemüsebrühe

Muskat

2 EL Sesamsamen

2 EL gehackte Petersilie

50 g geriebener Emmentaler

Zubereitung

Kartoffeln waschen und mit der Schale in etwa 25 Minuten gar kochen.

Inzwischen Zucchini waschen, putzen und in 5 mm dicke Scheiben schneiden. Mit wenig Salzwasser in einen Topf geben und in 5–7 Minuten bissfest garen.

Knoblauchzehe schälen und fein hacken. In einem weiteren Topf die Butter aufschäumen lassen, Mehl dazugeben und bei schwacher Hitze kurz anschwitzen. Saure Sahne und Knoblauch dazugeben, Gemüsebrühe angießen und kurz aufkochen lassen. Mit Salz und Muskat würzen und beiseite stellen.

Die Kartoffeln schälen und in Scheiben schneiden. Den Backofen auf 200 °C vorheizen.

Eine flache Auflaufform einfetten und mit 1 EL Sesamsamen ausstreuen. Die Kartoffelscheiben abwechselnd mit den Zucchinischeiben in die Form schichten, Petersilie und Emmentaler unter die Sauce rühren und diese über die Kartoffeln und die Zucchini gießen. Den restlichen Sesam darüber streuen. Den Auflauf auf mittlerer Schiene im Ofen 20–25 Minuten backen.

Blumenkohl-Brokkoli-Gratin mit Naturreis

Geeignet bei Verstopfung, Durchfall, Blähungen und Reizdarm

Zubereitungszeit: ca. 30 Minuten
Backzeit: ca. 45 Minuten

Eine Portion enthält:

634 Kalorien	69 g Kohlenhydrate
15 g Eiweiß	16 g Ballaststoffe
32 g Fett	

Zutaten für 2 Portionen

120 g Naturreis

Salz

250 g Brokkoli

250 g Blumenkohl

4 Möhren

Fett für die Form

200 ml Sahne

1 Ei

Pfeffer

30 g geriebener Käse

Zubereitung

Naturreis etwa 25 Minuten in kochendem Salzwasser garen.

Inzwischen Brokkoli und Blumenkohl waschen, putzen und in kleine Röschen teilen. Möhren putzen, dabei nicht das ganze Grün entfernen. Vorbereitetes Gemüse getrennt jeweils etwa 8 Minuten in wenig Salzwasser dünsten, abgießen und mit kaltem Wasser abschrecken.

Reis in eine flache, gefettete Auflaufform geben, die Blumenkohl- und Brokkoliröschen sowie die Möhren dekorativ darauf verteilen und etwas hineindrücken. Den Backofen auf 175 °C vorheizen

Sahne mit Ei und Käse verrühren, mit Salz und Pfeffer würzen und über das Gratin gießen.

Den Auflauf etwa 45 Minuten garen, falls er zu dunkel wird, mit Alufolie abdecken.

TIPPS

Bei **Durchfall** und **Blähungen** die Sahne durch saure Sahne ersetzen.
Bei **Reizdarm** den Käse durch veganen Käse ersetzen.

Gemüsezwiebeln „Barcelona"

Geeignet bei Verstopfung

Zubereitungszeit: ca. 40 Minuten
Backzeit: ca. 30 Minuten

Eine Portion enthält:

463 Kalorien	61 g Kohlenhydrate
35 g Eiweiß	4 g Ballaststoffe
11 g Fett	

Zutaten für 2 Portionen

120 g Naturreis

Salz

2 Gemüsezwiebeln

200 g Schweinefleisch

1 rote Paprikaschote

1 Fleischtomate

2 EL Olivenöl

8 grüne und schwarze Oliven ohne Stein

Pfeffer

Paprikapulver edelsüß

125 ml Fleischbrühe

Zubereitung

Reis in Salzwasser nach Packungsanweisung etwa 25–30 Minuten garen.

Gemüsezwiebeln schälen, jeweils den Deckel abschneiden und so aushöhlen, dass zwei bis drei Häute stehen bleiben.

Die herausgenommenen Zwiebelstücke klein schneiden. Das Schweinefleisch würfeln. Paprikaschote und Tomate waschen, putzen, in Streifen bzw. in Würfel schneiden.

Das Öl erhitzen, darin das Fleisch mit den Zwiebeln anbraten. Paprika, Tomaten und Oliven dazugeben und ein paar Minuten dünsten. Den gegarten Reis unterheben, alles mit Salz, Pfeffer und Paprikapulver abschmecken.

Den Backofen auf 175 °C vorheizen. Die ausgehöhlten Zwiebeln mit der Reis-Fleisch-Mischung füllen. Die restliche Füllung in einer Auflaufform verteilen und die Zwiebeln darauf setzen. Die Brühe angießen und die gefüllten Zwiebeln etwa 30 Minuten garen.

Gefüllte Paprikaschoten

Geeignet bei Verstopfung, Durchfall und Reizdarm

Zubereitungszeit: ca. 30 Minuten
Backzeit: ca. 40 Minuten

Eine Portion enthält:

454 Kalorien	59 g Kohlenhydrate
12 g Eiweiß	6 g Ballaststoffe
17 g Fett	

Zutaten für 2 Portionen

100 g Basmatireis

Salz

2 grüne Paprikaschoten

1 Knoblauchzehe

1 große Tomate

5–6 Champignons

4 EL Mais (Dose)

1 EL Rapsöl

100 g Frischkäse

Pfeffer

Paprikapulver edelsüß

125 ml Gemüsebrühe

2 EL Tomatenmark

50 g saure Sahne

TIPP

Bei **Reizdarm** sollten Sie den Frischkäse und die saure Sahne durch Hafercuisine oder Reiscuisine ersetzen und getrocknete Zwiebel und Knoblauch verwenden.

Zubereitung

Basmatireis in Salzwasser nach Packungsanweisung garen.

Die Paprikaschoten putzen und waschen, jeweils den Deckel abschneiden und die Schote gut aushöhlen. Die Deckel aufbewahren.

Knoblauchzehe abziehen und fein hacken. Tomate und Champignons waschen, putzen und in Würfel schneiden. Mais abtropfen lassen. Öl in einer Pfanne erhitzen und das Gemüse kurz anbraten. Frischkäse und Reis unterrühren und mit Salz, Pfeffer und Paprika kräftig würzen.

Den Backofen auf 175 °C vorheizen. Die Masse in die vorbereiteten Paprikaschoten füllen, die Deckel auflegen. Eventuelle Reste der Füllung in einer Auflaufform verteilen und die Schoten darauf setzen.

Gemüsebrühe angießen und die Paprikaschoten 30–40 Minuten schmoren.

Anschließend die Gemüsebrühe in einen Topf gießen, Tomatenmark und Sahne einrühren, kurz aufkochen lassen und abschmecken. Zu den Paprikaschoten servieren.

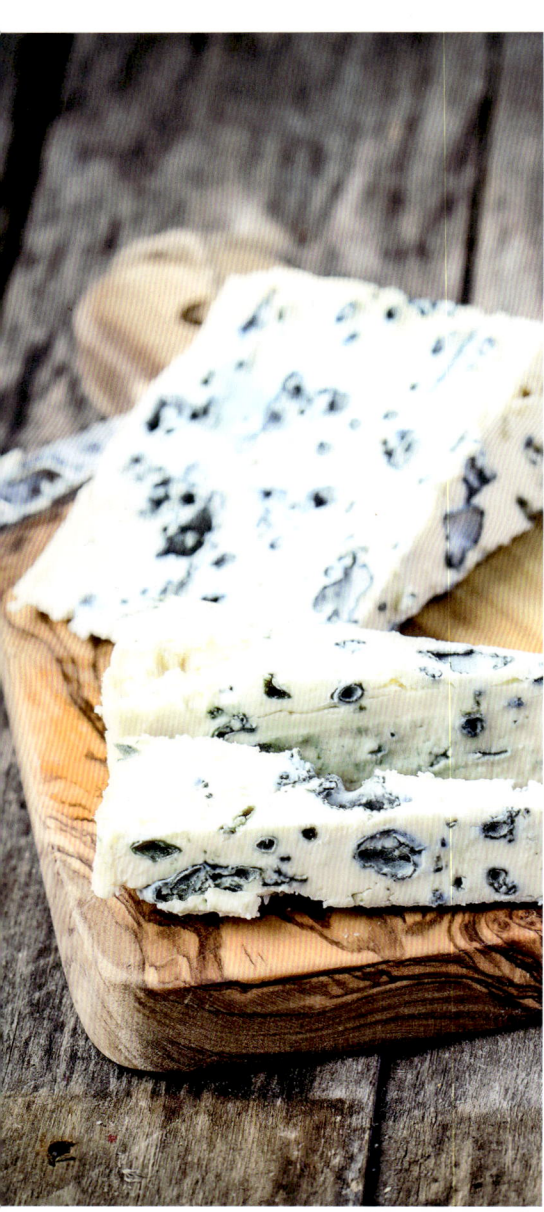

Gemüseblätterteigrolle mit Gorgonzola

Geeignet bei Durchfall und Blähungen

Zubereitungszeit: 1 Stunde
Backzeit: ca. 30 Minuten

Eine Portion enthält:

392 Kalorien	17 g Kohlenhydrate
17 g Eiweiß	7 g Ballaststoffe
28 g Fett	

Zutaten für 4 Portionen

4 rote Paprikaschoten

750 g Blattspinat

1 Zwiebel

1 Knoblauchzehe

1 EL Margarine

Salz

Pfeffer

30 g Pinienkerne

175 g Gorgonzola

1 Pck. TK-Blätterteig

1 Eigelb

Zubereitung

Die Blätterteigplatten auftauen lassen. Den Backofen auf 220 °C vorheizen.

Die Paprikaschoten putzen, waschen und entkernen. Die Schoten vierteln und mit der Haut nach oben so lange unter den vorgeheizten Backofen legen, bis die Haut leicht bräunt und Blasen schlägt. Haut abziehen und die Paprikafilets beiseite stellen.

Den Spinat putzen, waschen und tropfnass in einen Topf geben. Einen Deckel auflegen und den Spinat bei starker Hitze in etwa 2 Minuten zusammenfallen lassen. Den Spinat kalt abschrecken, gut abtropfen lassen und leicht ausdrücken.

Zwiebel und Knoblauch schälen und fein hacken. Margarine in einem Topf erhitzen und beides darin andünsten. Den Spinat zufügen und etwa 3 Minuten bei mittlerer Hitze garen. Mit Salz und Pfeffer kräftig würzen, die Pinienkerne untermischen und den Spinat abkühlen lassen.

Den Gorgonzola in kleine Würfel schneiden.

Eine Platte Blätterteig zum Garnieren beiseitelegen. Die anderen Platten leicht überlappend nebeneinander auf die leicht bemehlte Arbeitsfläche legen und zu einem Rechteck von 30 x 40 cm ausrollen. Den Blattspinat darauf verteilen, dabei rundum einen Rand von 2 cm frei lassen. Auf dem Spinat Gorgonzolawürfel, dann Paprikafilets verteilen. Nun den Blätterteig von der langen Seite her aufrollen und die Enden gut verschließen.

Die Gemüseteigrolle auf ein mit Backpapier ausgelegtes Backblech legen, mit der Nahtstelle nach unten. Das Eigelb mit etwas Wasser verquirlen und die Teigrolle damit bestreichen. Den zurückgelegten Blätterteig ausrollen und kleine Sterne ausstechen. Die Blätterteigrolle damit verzieren, die Sternchen ebenfalls mit Eigelb bestreichen.

Die Rolle im Backofen bei 200 °C in 30 Minuten goldbraun backen. Gegen Ende der Backzeit eventuell abdecken, damit die Oberfläche nicht zu dunkel wird.

> **TIPP**
>
> Bei **Reizdarm** sollten Sie getrocknete Zwiebeln und Knoblauch verwenden.

Lammfilet „Tausendundeine Nacht"

Geeignet bei Verstopfung und Reizdarm

Zubereitungszeit: 45 Minuten
Marinierzeit: 1 Stunde

Eine Portion enthält:

947 Kalorien	70 g Kohlenhydrate
40 g Eiweiß	4 g Ballaststoffe
42 g Fett	

Zutaten für 2 Portionen

400 g Lammfilet

2 Knoblauchzehen

2 EL Rapsöl

Honig

Pfeffer

Rosmarinnadeln

100 g Reis

Salz

100 g Trockenobst

1 Zwiebel

2 Möhren

1 kleines Stück frischer Ingwer

500 ml Brühe, evtl. mit etwas Roséwein

Zimt

Koriander

Zubereitung

Lammfilet waschen und trockentupfen. Knoblauch abziehen, zerdrücken und mit Öl, Honig, Pfeffer und Rosmarinnadeln mischen. Fleisch mit der Marinade einstreichen und etwa 1 Stunde durchziehen lassen.

Reis nach Packungsanweisung in Salzwasser garen.

Trockenobst in feine Streifen schneiden. Zwiebel abziehen und fein würfeln. Möhren putzen, waschen, schälen und fein würfeln. Ingwer schälen und fein hacken. Lammfleisch mit der Marinade in eine Pfanne geben und rundherum braten. Salzen, aus der Pfanne nehmen und warm stellen. Trockenobst, Möhren, Zwiebeln und Ingwer im Bratensatz dünsten, Brühe und Wein angießen und etwas einkochen lassen. Die Sauce mit Salz, Pfeffer, Zimt und Koriander würzen.

Die Filets schräg in Streifen schneiden und mit Reis und Sauce anrichten.

TIPP

Bei **Reizdarm** sollten Sie getrocknete Zwiebeln und getrockneten Knoblauch verwenden.

Indonesische Hackfleischpfanne

Geeignet bei Verstopfung, Blähungen, Durchfall und Reizdarm

Zubereitungszeit: ca. 35 Minuten

Eine Portion enthält:

534 Kalorien	46 g Kohlenhydrate
29 g Eiweiß	5 g Ballaststoffe
25 g Fett	

Zutaten für 2 Portionen

100 g Basmatireis

Salz

1 Zwiebel

1 Knoblauchzehe

2 Möhren

ein paar Blätter Chinakohl

1 EL Rapsöl

250 g Rinderhackfleisch

200 ml Gemüsebrühe

2 Frühlingszwiebeln

1–2 EL Sahne

Currypulver

Pfeffer

Zubereitung

Basmatireis nach Packungsanweisung in Salzwasser kochen.

Zwiebel schälen und in Würfel schneiden, Knoblauch abziehen und fein hacken. Möhren und Chinakohl waschen, putzen und in Streifen schneiden.

Öl in einer großen Pfanne erhitzen und das Rinderhackfleisch darin anbraten. Gemüse dazugeben und kurz mitbraten, die Brühe angießen und alles 10 Minuten garen.

Frühlingszwiebeln putzen, in Ringe schneiden, zufügen und alles weitere 5 Minuten garen.

Den Reis untermischen und die Hackfleischpfanne mit Sahne, Currypulver, Salz und Pfeffer würzen.

TIPP

Bei **Reizdarm** sollten Sie getrocknete Zwiebeln und getrockneten Knoblauch verwenden.

Kabeljau mit Reiskruste

Geeignet bei Verstopfung, Durchfall,
Blähungen und Reizdarm

Zubereitungszeit: ca. 35 Minuten
Backzeit: ca. 30 Minuten

Eine Portion enthält:

430 Kalorien	46 g Kohlenhydrate
47 g Eiweiß	8 g Ballaststoffe
6,5 g Fett	

Zutaten für 2 Portionen

100 g Reis

Salz

400 g Kabeljaufilet

Zitronensaft

Pfeffer

Fett für die Form

1 rote Paprikaschote

1 kleine Stange Lauch

2 Möhren

1 EL Butter

2 EL geriebener Käse

Schnittlauch

Zubereitung

Reis nach Packungsanweisung in Salzwasser garen.

Kabeljaufilet waschen, trockentupfen, mit Zitronensaft beträufeln und mit Salz und Pfeffer würzen. Den Fisch in eine gefettete Auflaufform legen.

Die Paprikaschote waschen, putzen und in feine Streifen schneiden, Lauch waschen, putzen und in feine Ringe schneiden. Die Möhren putzen und fein raspeln. Die Butter erhitzen und das Gemüse darin dünsten.

Den Backofen auf 175 °C vorheizen. Käse und Reis zu dem Gemüse geben, Schnittlauchröllchen untermischen und alles mit Salz und Pfeffer würzen.

Die Hälfte der Reismasse auf den Fisch streichen und etwa 30 Minuten im Ofen garen. Die restliche Reismasse als Beilage servieren.

TIPP

Bei **Blähungen** und **Durchfall** ohne Lauch zubereiten.

Putengulasch mit Paprika

Geeignet bei Blähungen und Reizdarm

Zubereitungszeit: ca. 40 Minuten

Eine Portion enthält:

461 Kalorien	46 g Kohlenhydrate
50 g Eiweiß	4 g Ballaststoffe
4,5 g Fett	

Zutaten für 2 Portionen

1 gelbe Paprikaschote

400 g Putengulasch

1 TL Currypulver

Paprikapulver edelsüß

Salz

Pfeffer

½ Tasse trockener Weißwein

100 g Reis

1 EL gehackte Petersilie

2 EL Essig

Honig

Zubereitung

Die Paprikaschote waschen, putzen und in Streifen schneiden.

Das Fleisch ohne Fett in einer beschichteten Pfanne anbraten, Paprikastreifen dazugeben, mit Currypulver, Paprikapulver, Salz und Pfeffer würzen. Weißwein angießen und 15 Minuten bei kleiner Hitze garen.

Reis nach Packungsanweisung in Salzwasser garen. Den gegarten Reis mit Petersilie mischen.

Essig mit 4 EL Wasser, Honig und etwas Salz aufkochen und in die Sauce rühren. Putenfleisch mit dem Reis servieren.

Vegane Pizza

Geeignet bei Blähungen und Durchfall

Zubereitungszeit: ca. 20 Minuten
Zeit zum Gehen: 1 Stunde
Backzeit: ca. 10–15 Minuten

Eine Portion enthält:

435 Kalorien	48 g Kohlenhydrate
13,5 g Eiweiß	13,5 g Ballaststoffe
16 g Fett	

Zutaten für 4 Portionen

Für den Teig

1 Würfel Hefe

500 g Dinkelmehl Type 630

1 TL Agavendicksaft

2 EL Olivenöl

1 EL Salz

Für die Sauce

100 g Mandelmus

100 g Tomatenmark

Salz

Für den Belag

300 g Mangold oder Spinat

200 g Artischockenherzen

150 g getrocknete Tomaten in Öl

1 Knoblauchzehe

2 EL Olivenöl

Salz

½ Bund Basilikum

Zubereitung

Hefe in 220 ml lauwarmem Wasser auflösen. In einer großen Schüssel mit Mehl, Agavendicksaft, Olivenöl und Salz zu einem glatten Teig verkneten.

Den Teig bei 50 °C im Backofen 30 Minuten gehen lassen, bis er die doppelte Größe angenommen hat. Kurz durchkneten, eine Kugel formen und auf der mit Mehl bestäubten Arbeitsfläche nochmals 30 Minuten gehen lassen.

Den Backofen auf 225 °C vorheizen.

Für die Sauce Mandelmus mit Tomatenmark, Salz und 150 ml Wasser verrühren.

Für den Belag den Mangold waschen, klein schneiden und 10 Minuten dünsten. Artischockenherzen und Tomaten abtropfen lassen und vierteln bzw. in Streifen schneiden. Knoblauch schälen, durch die Presse drücken und mit Öl und Salz vermischen.

Die Pizza mit der Sauce bestreichen und Mangold, Artischocken, Tomaten und Knoblauch-Öl-Gemisch darauf verteilen. In den Backofen schieben und 10–15 Minuten backen.

Basilikumblätter abzupfen, in Streifen schneiden und auf die fertige Pizza streuen.

Fischfilet in scharfer Kokossauce

Geeignet bei Durchfall

Zubereitungszeit: ca. 40 Minuten	
Eine Portion enthält:	
191 Kalorien	4 g Kohlenhydrate
26 g Eiweiß	1 g Ballaststoffe
8 g Fett	

Zutaten für 4 Portionen

200 g Kokoscreme

600 g Fischfilet

Kurkuma

Salz

2 Zwiebeln

1 Knoblauchzehe

1 kleines Stück Ingwer

2 EL Ghee

1 TL Tandooripaste

½ TL Cayennepfeffer

½ TL Gemüsebrühe

Zubereitung

Kokoscreme im 400 ml warmem Wasser auflösen.

Das Fischfilet waschen, trockentupfen und mit Kurkuma und Salz einreiben.

Zwiebeln abziehen und würfeln. Knoblauchzehe abziehen und pressen. Ingwer schälen und sehr fein hacken.

Ghee erhitzen, darin die Zwiebeln glasig dünsten. Knoblauch und Ingwer dazugeben und mitdünsten. Aufgelöste Kokoscreme angießen und mit Tandooripaste, Cayennepfeffer und Brühe würzen.

Den Fisch dazugeben und bei geringer Hitze 15 Minuten ziehen lassen.

LEICHTE ABENDESSEN

Beim Abendessen scheiden sich die Geister. Für manche Menschen ist es die Hauptmahlzeit, weil sie erst nach 19 Uhr endlich abschalten können. Andere essen grundsätzlich nach 18 Uhr nichts mehr, weil sie früh ins Bett gehen. Viele essen abends etwas Leichtes, eine Suppe, einen Salat oder klassisches Abendbrot mit Wurst oder Käse. Ob Fisch, Fleisch und Wurst, Gemüse oder vegan – wichtig ist, dass Sie es gut vertragen. Finden Sie heraus, was Sie gut schlafen lässt. Die Rezepte in diesem Kapitel geben Ihnen viele Anregungen. Vorab noch ein paar Tipps:

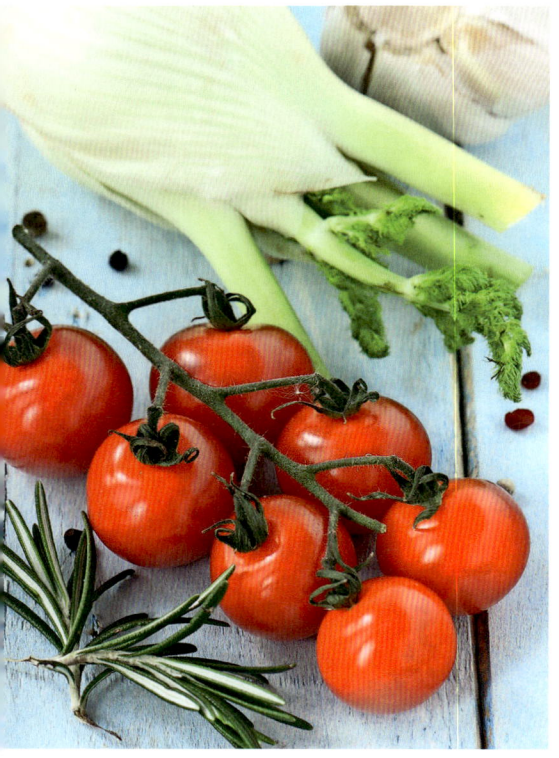

- Essen Sie zwei- bis dreimal in der Woche abends eine warme Mahlzeit oder Salat mit pflanzlichem Eiweiß, z. B. Hülsenfrüchten, Amarant oder Sprossen.
- Essen Sie zweimal in der Woche Fisch, da das Eiweiß von Fisch besser vertragen wird als das von Fleisch
- Verzichten Sie in der Woche möglichst auf Alkohol. Alkohol regt die Darmperistaltik an, was bei Durchfallpatienten nicht erwünscht ist. Bier hat weniger Alkohol als Wein, wirkt aber harntreibend und ist bei Verstopfung nicht erwünscht. Trinken Sie besser ein Glas Gemüsesaft oder Kräutertee.
- Fertiggerichte sollten Sie abends meiden, da der Anteil an Fett und Kohlenhydraten zu hoch und der Ballaststoffanteil zu niedrig ist.

CHUTNEYS, DIPS, SALATE UND SNACKS

Mango-Chutney

Geeignet bei Verstopfung und Blähungen

Zubereitungszeit: ca. 10 Minuten

Eine Portion enthält:

49 Kalorien	11 g Kohlenhydrate
1 g Eiweiß	3 g Ballaststoffe
0 g Fett	

Zutaten für 2 Portionen

1 große Mango

1 kleine Chilischote

1 kleines Stück Ingwer

1 TL frische Minze

Ahornsirup

Zubereitung

Mango schälen, das Fruchtfleisch vom Kern schneiden und pürieren.

Chilischote putzen, sorgfältig von den Kernen befreien und klein schneiden. Ingwer schälen und hacken. Beides zusammen mit der Minze zur Mango geben und mitpürieren. Das Chutney nach Geschmack mit Ahornsirup süßen.

TIPP

Bei **Blähungen** besser weniger oder keine Chili verwenden und Kurkuma ergänzen.

Apfel-Chutney

Geeignet bei Durchfall, Blähungen und Verstopfung

Zubereitungszeit: ca. 10 Minuten

Eine Portion enthält:

137 Kalorien	31 g Kohlenhydrate
1 g Eiweiß	2 g Ballaststoffe
1 g Fett	

Zutaten für 2 Portionen

2 Äpfel

1 Chilischote

1 TL Kreuzkümmel

Salz

1 TL Rohrzucker

Zitronensaft

Minzblätter

Zubereitung

Äpfel schälen, vom Kerngehäuse befreien und pürieren. Chilischote putzen, sorgfältig von den Kernen befreien, klein schneiden und kurz mitpürieren. Restliche Zutaten mit etwas Wasser zu der Mischung geben und gut verrühren.

TIPP

Das Apfel-Chutney passt zu Reis und Fisch sowie zu Fleischgerichten.

Bärlauchpesto

Geeignet bei Verstopfung und Blähungen

Zubereitungszeit: ca. 10 Minuten

Eine Portion enthält:

196 Kalorien	1 g Kohlenhydrate
2 g Eiweiß	1 g Ballaststoffe
21 g Fett	

Zutaten für 2–3 Portionen

50 g Bärlauch

½ TL Salz

150 ml Olivenöl

30 g Pinienkerne

50 g Hartkäse aus Ziegenmilch oder Parmesan

Zubereitung

Bärlauch gründlich waschen, trocknen und in kleine Streifen schneiden. Mit ½ TL Salz und Öl im Mixer cremig pürieren. Pinienkerne dazugeben und untermixen. Käse reiben und ebenfalls unterrühren.

TIPP

Das Bärlauchpesto passt gut zu frischer Pasta oder zu Brot.

Bärlauchaufstrich

Geeignet bei Verstopfung und Durchfall

Zubereitungszeit: ca. 10 Minuten

Eine Portion enthält:

314 Kalorien	3 g Kohlenhydrate
12,9 g Eiweiß	4 g Ballaststoffe
27,5 g Fett	

Zutaten für 4 Portionen

½ Bund Bärlauch

1 Knoblauchzehe

1 Avocado

200 g Hartkäse aus Schafsmilch

1 EL Zitronensaft

2 EL Olivenöl

Salz

Pfeffer

Zubereitung

Bärlauch gründlich waschen, trocknen und hacken. Knoblauch schälen und hacken.

Avocado aufschneiden, den Kern entfernen und das Fruchtfleisch aus der Schale lösen. Zusammen mit zerkrümeltem Schafskäse und Zitronensaft in einen Mixer geben und pürieren. Bärlauch und Knoblauch zugeben und kurz mitpürieren. Olivenöl, Salz und Pfeffer unterrühren.

TIPP

Bei **Durchfall** den frischen Knoblauch durch Knoblauchsalz ersetzen.

Hummus

Geeignet bei Verstopfung und Reizdarm

Zubereitungszeit: ca. 10 Minuten
Einweichzeit + Garzeit: ca. 14 Stunden
Kühlzeit: ca. 30 Minuten

Eine Portion enthält:

343 Kalorien   23 g Kohlenhydrate

13 g Eiweiß   8 g Ballaststoffe

19 g Fett

Zutaten für 4 Portionen

200 g trockene Kichererbsen

80 g Tahini (Sesampaste)

2 Knoblauchzehen, zerdrückt

Saft von ½ Zitrone

2 EL Olivenöl

Salz

1 Msp. Cayennepfeffer

1 EL Sesamöl

3 EL gehackte Petersilie

1 TL gemahlener Kreuzkümmel

Zubereitung

Kichererbsen über Nacht einweichen, am nächsten Morgen bei schwacher Hitze im Einweichwasser 2 Stunden zugedeckt kochen, bis sie sehr weich sind. Etwas Flüssigkeit abgießen, dann die Kichererbsen pürieren.

Tahini, Knoblauch, Zitronensaft und Olivenöl hinzufügen, alles gründlich vermischen, mit Salz und Pfeffer würzen. Even-tuell mit etwas Garflüssigkeit verdünnen. Hummus 30 Minuten kühl stellen. Zum Servieren mit Sesamöl beträufeln und mit gehackter Petersilie und Kreuzkümmel bestreuen.

TIPPS

Hummus passt zu rohem und gekochtem Gemüse.
Bei **Reizdarm** den Knoblauch weglassen und evtl. durch frischen Bärlauch ersetzen.

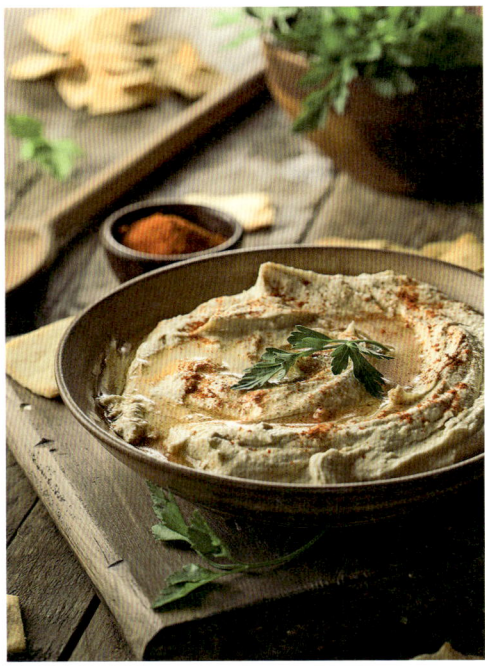

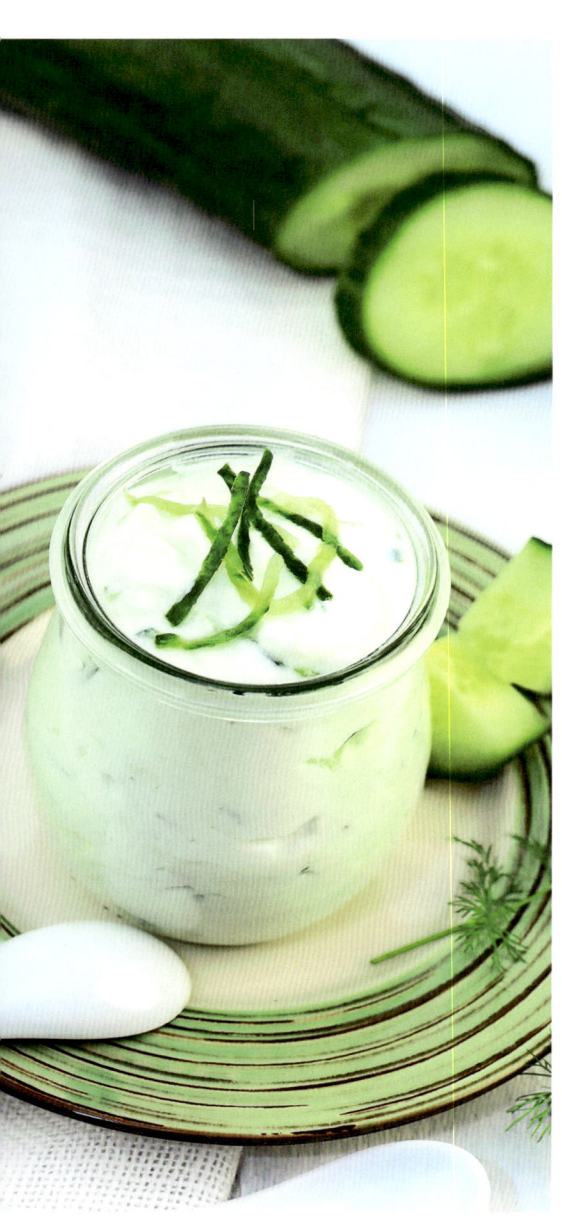

Kräuterquark mit Gurke

Geeignet bei Verstopfung, Durchfall und Reizdarm

Zubereitungszeit: ca. 15 Minuten

Eine Portion enthält:

138 Kalorien	6 g Kohlenhydrate
14 g Eiweiß	1 g Ballaststoffe
6 g Fett	

Zutaten für 4 Portionen

500 g Magerquark

Pfeffer

Salz

½ kleine Zwiebel

1 Knoblauchzehe nach Belieben

1 kleine Salatgurke

1 Bund Dill

1 Bund Schnittlauch

Zitronensaft

Zubereitung

Den Quark in eine große Schüssel geben und mit einem Schneebesen glatt rühren. Pfeffer und Salz unterrühren. Zwiebel und Knoblauch abziehen und fein hacken. Salatgurke waschen, schälen und grob raspeln. Beides unter den Quark mischen. Die Kräuter waschen und trocknen. Dill fein hacken, Schnittlauch in Röllchen schneiden. Die Kräuter unter den Quark mischen und mit etwas Zitronensaft abschmecken.

Frische Feigen mit Aprikosenmark

Geeignet bei Verstopfung

Zubereitungszeit: ca. 10 Minuten

Eine Portion enthält:

130 Kalorien	29 g Kohlenhydrate
2 g Eiweiß	2 g Ballaststoffe
1 g Fett	

Zutaten für 2 Portionen

2 frische Feigen

2 EL Aprikosenmark

2 EL Orangensaft

1 TL Apfelessig

Ahronsirup

Zubereitung

Feigen kreuzförmig einschneiden und auf dem Teller anrichten. Aprikosenmark, Orangensaft, Apfelessig und Ahronsirup miteinander mischen und über die Feigen geben.

Bunter Sauerkrautsalat

Geeignet bei Verstopfung und Reizdarm

Zubereitungszeit: ca. 10 Minuten

Eine Portion enthält:

397,5 Kalorien	21 g Kohlenhydrate
9 g Eiweiß	10 g Ballaststoffe
29 g Fett	

Zutaten für 2 Portionen

2 Möhren

1 Apfel

100 g schwarzer Rettich

200 g frisches Sauerkraut

150 ml saure Sahne

3 EL weißer Balsamicoessig

1 EL Agavendicksaft

Salz

Pfeffer

50 g Walnüsse

Zubereitung

Möhren, Apfel und Rettich schälen, putzen bzw. entkernen und in kleine Stücke raspeln. Sauerkraut zupfen und untermischen.

Sahne mit Balsamicoessig und Agavendicksaft verrühren, mit Salz und Pfeffer würzen. Die Walnüsse grob hacken. Salatsauce mit Walnüssen zu dem Salat geben und mischen.

Couscoussalat

Geeignet bei Verstopfung und Reizdarm

Zubereitungszeit: ca. 25 Minuten
Zeit zum Durchziehen: 1–2 Stunden

Eine Portion enthält:

577 Kalorien	81 g Kohlenhydrate
14 g Eiweiß	4 g Ballaststoffe
22 g Fett	

Zutaten für 2 Portionen

100 g Couscous

3 Tomaten

½ Salatgurke

3 Frühlingszwiebeln

1 kl. Bund Petersilie

2 EL frische Minzeblätter

4 EL Olivenöl

Saft von 1 Zitrone

1 TL Kräutersalz

Pfeffer

Zubereitung

Couscous mit kochendem Wasser übergießen und ca. 20 Minuten quellen lassen.

Tomaten häuten, entkernen, fein würfeln. Salatgurke schälen, ebenfalls fein würfeln. Frühlingszwiebeln putzen, waschen und in ganz feine Ringe schneiden. Petersilie und Minze waschen, trocknen und fein hacken.

Für das Dressing Olivenöl mit Zitronensaft, Kräutersalz und Pfeffer verrühren.

Couscous in einem Sieb sehr gut abtropfen lassen, Tomaten, Gurke, Frühlingszwiebeln, Petersilie und Minze untermischen. Zum Schluss das Dressing unterheben.

Den Salat im Kühlschrank 1 bis 2 Stunden durchziehen lassen.

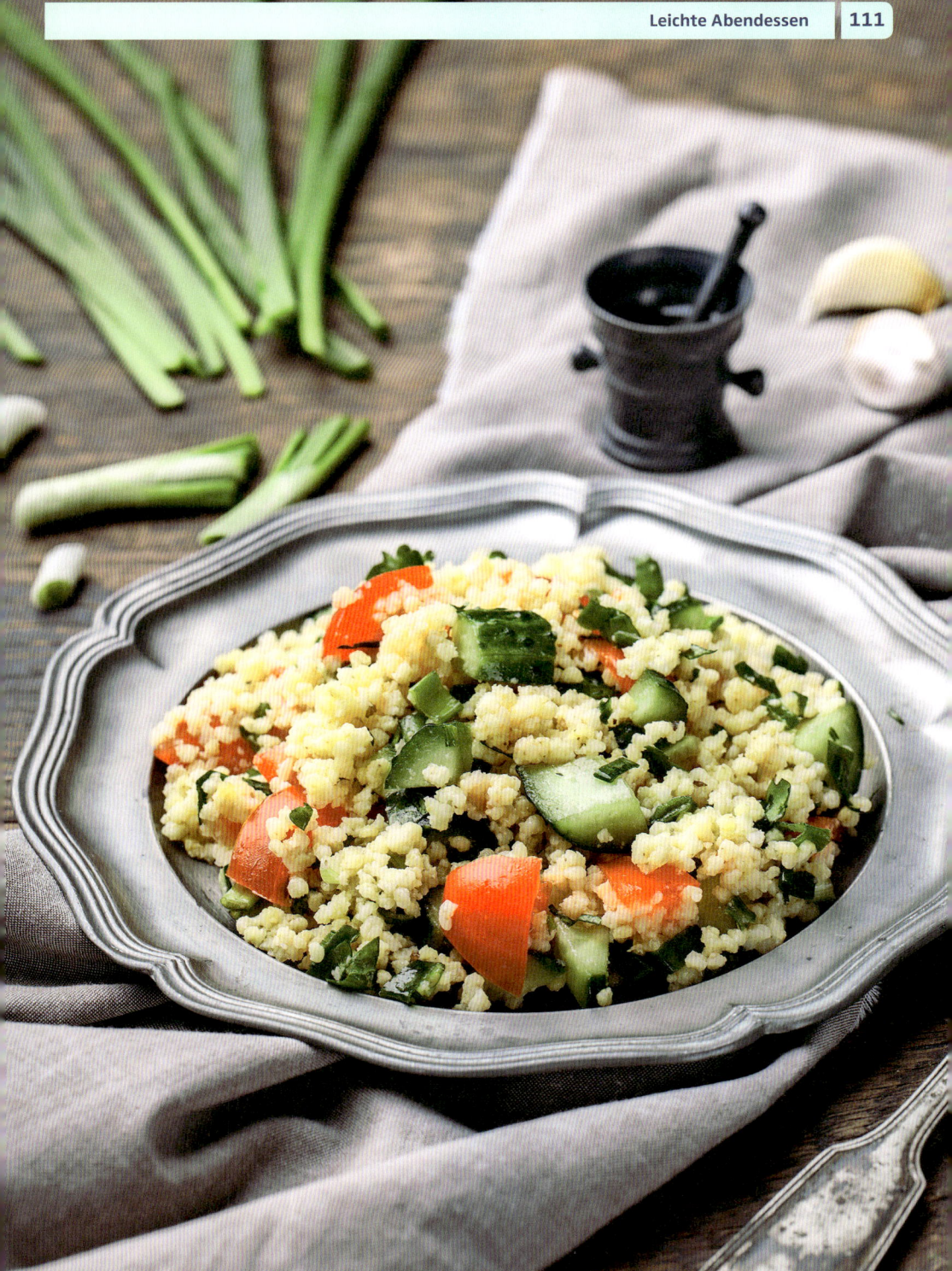

Rucola-Fenchel-Salat
Geeignet bei Verstopfung

Zubereitungszeit: ca. 15 Minuten

Eine Portion enthält:

263 Kalorien	6 g Kohlenhydrate
21 g Eiweiß	4 g Ballaststoffe
17 g Fett	

Zutaten für 2 Portionen

1 Fenchelknolle

100 g Rucolasalat

2 EL Zitronensaft

2 EL Gemüsebrühe

2 EL Walnussöl

60 g Parmaschinken

50 g geriebener Parmesan

Zubereitung

Fenchel putzen und in schmale Streifen schneiden. Rucola waschen, putzen und grob hacken. Beides miteinander mischen. Zitronensaft, Gemüsebrühe und Nussöl zu einem Dressing mischen und unter den Salat heben.

Parmaschinken klein schneiden und unterheben. Salat abschmecken, mit Parmesan bestreuen und servieren.

Topinambursalat
Geeignet bei Verstopfung

Zubereitungszeit: ca. 25 Minuten

Eine Portion enthält:

265 Kalorien	13 g Kohlenhydrate
7 g Eiweiß	6 g Ballaststoffe
20 g Fett	

Zutaten für 4 Portionen

500 g Topinambur

2 säuerliche Äpfel

70 g gehackte Haselnüsse

Saft von 1 Zitrone

2 EL saure Sahne

2 EL Rapsöl

½ TL Honig

Kräutersalz

Reissirup

1 EL Haselnussmus

Zubereitung

Topinambur und Äpfel schälen und fein raspeln. Beides in eine Schüssel geben und mit den gehackten Haselnüssen mischen. Den Zitronensaft mit saurer Sahne, Öl, Honig, Kräutersalz, Reissirup und Haselnussmus mischen. Die Salatsauce über den Salat geben und gut durchrühren.

WARME ABENDESSEN

Spitzkohl-Möhren-Eintopf

Geeignet bei Verstopfung, Durchfall,
Blähungen und Sodbrennen

Zubereitungszeit: ca. 10 Minuten	
Eine Portion enthält:	
315 Kalorien	41 g Kohlenhydrate
10 g Eiweiß	10 g Ballaststoffe
4,5 g Fett	

Zutaten für 4 Portionen

200 g Hirse

1 kleiner Spitzkohl

600 g Möhren

1 Stange Staudensellerie

2 EL Butter

1,5 l Gemüsebrühe

200 g Räuchertofu

1 Bund glatte Petersilie

1 TL Koriander, gemahlen

1 Lorbeerblatt

etwas Piment

Zubereitung

Die Hirse in 400 ml Salzwasser ca. 25 Minuten köcheln lassen.

Den Spitzkohl waschen, halbieren, den Strunk herausschneiden und den Kohl in Stücke schneiden. Möhren waschen, schälen und Scheiben schneiden. Staudensellerie waschen, putzen und in dünne Scheiben schneiden.

Die Butter im Topf erhitzen und das Gemüse darin ca. 5 Minuten andünsten. Gemüsebrühe angießen, würzen und ca. 5 Minuten weiterdünsten.

Tofu in kleine Stücke würfeln, Petersilie waschen und kleinhacken. Fertige Hirse mit Tofu zum Gemüse geben, abschmecken und mit Petersilie servieren.

TIPP

Bei **Durchfall** sollten Sie den Spitzkohl weglassen.

Fischtopf à la Jimmy Hartwig

Bei allen Beschwerden geeignet

Zubereitungszeit: ca. 30–35 Minuten	
Eine Portion enthält:	
358 Kalorien	8 g Kohlenhydrate
32,5 g Eiweiß	7 g Ballaststoffe
20 g Fett	

Zutaten für 4 Portionen

500 g Brokkoli

je 1 rote, gelbe, grüne Paprikaschote

500 g Fischfilet

Saft von ½ Zitrone

250 ml Gemüsebrühe

Currypulver

Paprikapulver edelsüß

Salz

Pfeffer

1 Bund Dill

3 EL Kürbiskerne

Zubereitung

Den Brokkoli und die Paprikaschoten putzen und klein schneiden. Den Fisch in kleine Stücke schneiden und mit Zitronensaft beträufeln.

Alles zusammen in einen Topf geben. Brühe angießen, mit Curry, Paprika, Salz und Pfeffer würzen. 10 bis 15 Minuten bei mittlerer Hitze garen.

Den Dill waschen, trocknen und hacken, zusammen mit dem Dill zum Fischtopf geben.

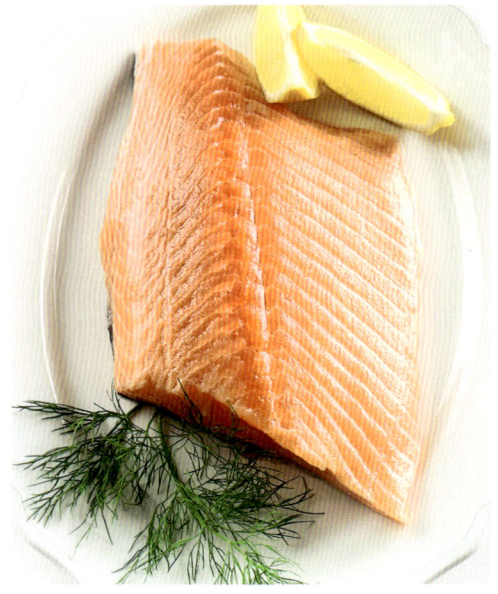

Makrelen mit Orangen

Geeignet bei Verstopfung

Zubereitungszeit: ca. 20 Minuten
Garzeit: ca. 25 Minuten

Eine Portion enthält:

539 Kalorien	27 g Kohlenhydrate
34 g Eiweiß	4 g Ballaststoffe
31 g Fett	

Zutaten für 4 Portionen

100 g Rosinen

etwas Weißwein

1 kg geräucherte Makrele

Pfeffer

4 Orangen

100 g grüne Oliven ohne Stein

4 EL Olivenöl

50 g Pinienkerne

4 EL Paniermehl

Zubereitung

Rosinen in einem tiefen Teller mit Wein übergießen und ziehen lassen. Makrelen pfeffern.

Orangen schälen, weiße Haut abziehen, die Frucht quer in dünne Scheiben schneiden. Oliven in feine Scheiben schneiden. Den Backofen auf 200 °C vorheizen.

Eine Form mit 2 EL Olivenöl einfetten und alles einschichten: eine Schicht Makrelen, diese mit Oliven, Rosinen und Pinienkernen bestreuen, darauf eine Schicht Orangen, dann wieder Makrelen – so fortfahren, bis alles verbraucht ist.

Den restlichen Weißwein von den Rosinen darüber gießen, alles mit Paniermehl bestreuen und mit dem restlichen Olivenöl (2 EL) beträufeln. Auf der mittleren Schiene 25 Minuten garen.

Gefüllte Zucchini

Geeignet bei Verstopfung, Durchfall und Reizdarm

Zubereitungszeit: ca. 25 Minuten

Eine Portion enthält:

489 Kalorien	71 g Kohlenhydrate
26 g Eiweiß	12 g Ballaststoffe
18 g Fett	

Zutaten für 2 Portionen

150 g Getreideschrot

300 ml Wasser

½ Gemüsebrühwürfel

½ Zwiebel

1–2 Möhren

½ Knoblauchzehe

½ Bund Petersilie

2 kleinere Zucchini

100 g geriebener Gouda

Salz

Pfeffer

Paprikapulver edelsüß

2 große Tomaten

Pfeffer

Basilikum

Thymian

1 TL Olivenöl

Zubereitung

Das Getreide in der Gemüsebrühe 20 Minuten wie Reis garen. Die fertige Masse auskühlen lassen.

Inzwischen Zwiebel fein würfeln. Die Möhren schälen und raspeln. Die Knoblauchzehe zerdrücken. Die Petersilie fein hacken. Die Zucchini halbieren und etwas aushöhlen. Das ausgehöhlte Zucchinifleisch klein schneiden und zusammen mit dem anderen Gemüse und dem Käse unter die kalte Getreidemasse geben und mit den Gewürzen abschmecken.

Getreidemasse in die Zucchini füllen. Die Tomaten kurz mit kochendem Wasser überbrühen und häuten. In Würfel schneiden und mit Salz, Pfeffer, Thymian und Basilikum würzen.

Die Tomatenmasse in eine mit wenig Olivenöl gefettete Auflaufform füllen, etwas Wasser dazugießen, die Zucchini daraufsetzen und mit geschlossenem Deckel 30–40 Minuten bei 220 °C im Backofen garen.

TIPP

Bei **Durchfall** ersetzen Sie den Gouda durch einen Käse mit weniger Fettgehalt (30 % Fett i. Tr.).

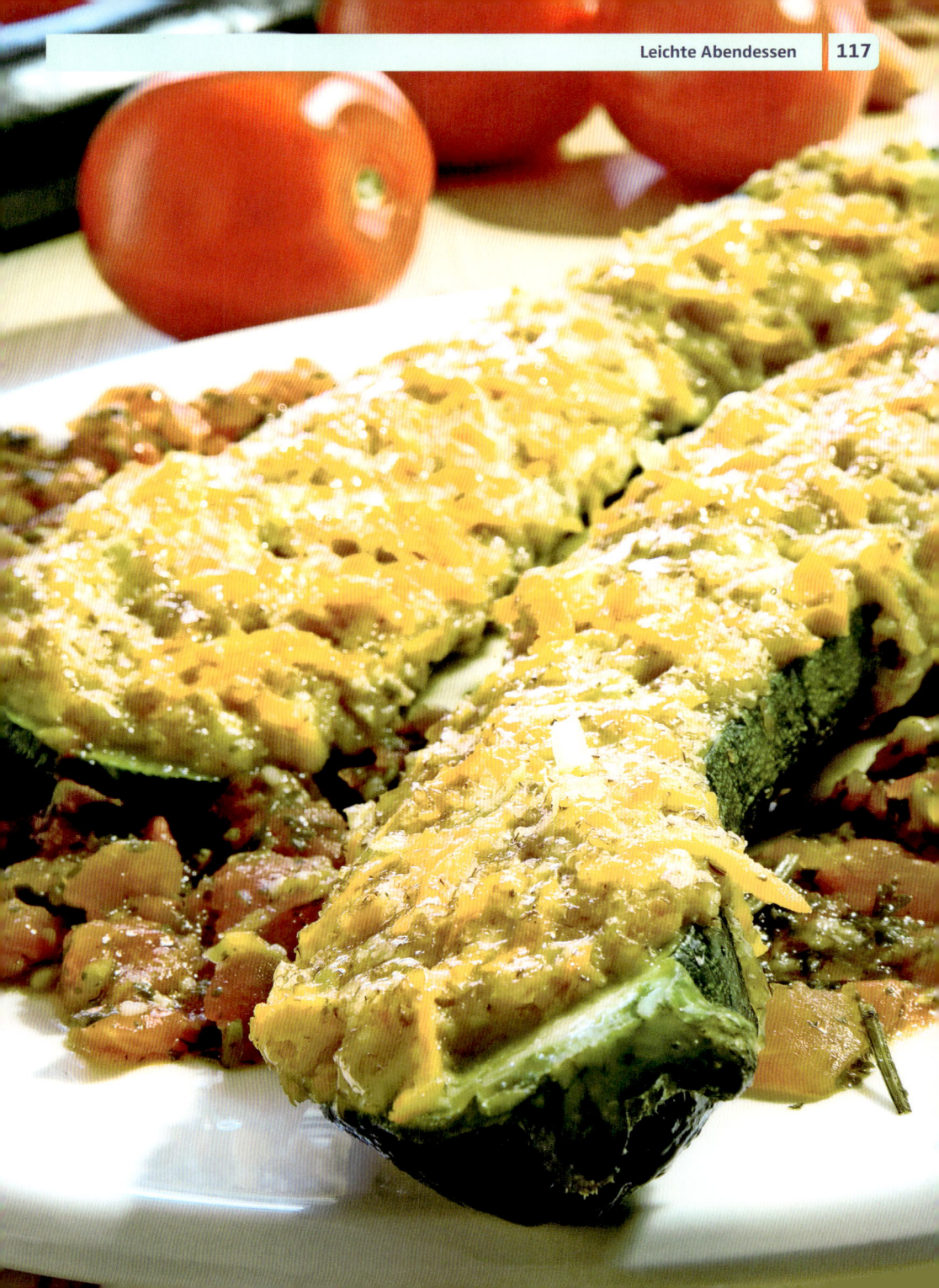

Mediterranes Gemüseragout

Bei allen Beschwerden geeignet

Zubereitungszeit: ca. 35 Minuten	
Eine Portion enthält:	
160 Kalorien	9 g Kohlenhydrate
5 g Eiweiß	4 g Ballaststoffe
8 g Fett	

Zutaten für 4 Portionen

750 g Zucchini

2 mittelgroße Zwiebeln

1 Knoblauchzehe

150 g Champignons

2 EL Rapsöl

400 g Pizzatomaten (Tetrapack)

2 TL Gemüsebrühe

1 TL getrockneter Oregano

1 EL Zitronensaft

Pfeffer

1 Bund Petersilie

Zubereitung

Zucchini waschen, putzen und in Scheiben schneiden. Zwiebeln und Knoblauch schälen und fein hacken. Champignons abreiben, putzen und in Scheiben schneiden.

Öl in einem breiten Topf oder einer Pfanne erhitzen. Zucchini, Zwiebeln und Knoblauch darin etwa 3 Minuten anbraten, nur leicht bräunen. Pizzatomaten dazugeben, dann Champignons, Brühe, Oregano, Pfeffer und Zitronensaft hinzufügen. Alles miteinander verrühren und bei mittlerer Hitze etwa 15 Minuten garen.

Petersilie fein hacken und vor dem Servieren über das Ragout streuen.

TIPPS

Das Gemüseragout schmeckt zu Nudeln, Reis oder frischem Brot.
Bei **Durchfall** und **Blähungen** sollten Sie das Gericht ohne Zwiebeln und Knoblauch zubereiten.

Schafskäse mit Senfkruste

Geeignet bei Verstopfung und Durchfall

Zubereitungszeit: ca. 10 Minuten
Garzeit: ca. 30 Minuten

Eine Portion enthält:

494 Kalorien	21 g Kohlenhydrate
25 g Eiweiß	2 g Ballaststoffe
32 g Fett	

Zutaten für 4 Portionen

2 Knoblauchzehen

je ½ Bund Basilikum, Petersilie und Schnittlauch

2 EL milder Senf

100 g Paniermehl

2 EL weiche Butter

2 EL Parmesan

2 EL gehackte Erdnüsse

4 Scheiben Schafskäse (à 100 g)

Zubereitung

Den Backofen auf 200 °C vorheizen.

Die Knoblauchzehen abziehen und durchpressen. Die Kräuter waschen, trockentupfen und fein hacken. Senf, Paniermehl, Butter und geriebenen Parmesan mit dem Knoblauch vermischen, Erdnüsse und Kräuter unterziehen.

Schafskäse in eine gefettete Auflaufform geben, Senfkruste darauf verteilen und etwa 30 Minuten goldbraun überbacken.

TIPPS

Schmeckt lecker zu Nudeln, Reis oder frischem Brot.
Bei **Durchfall** ohne Knoblauch, Schnittlauch und Erdnüsse zubereiten.

Fisch in Tomaten-Basilikum-Sud

Geeignet bei Verstopfung, Durchfall und Blähungen

Zubereitungszeit: ca. 25 Minuten
Garzeit: ca. 20 Minuten

Eine Portion enthält:

183 Kalorien	5 g Kohlenhydrate
27 g Eiweiß	1 g Ballaststoffe
6 g Fett	

Zutaten für 2 Portionen

1 Zwiebel

2 Knoblauchzehen

3 Tomaten

1 Bund Basilikum

2 EL Olivenöl

Salz

Pfeffer

Cayennepfeffer

2 Zanderfilets

Saft von 1 Zitrone

Zubereitung

Zwiebel und Knoblauchzehen klein schneiden. Tomaten waschen, putzen und würfeln. Basilikum waschen, trocknen und klein schneiden.

Öl in einer Pfanne erhitzen, darin Zwiebeln und Knoblauch andünsten. Tomaten dazugeben, alles aufkochen und mit Salz, Pfeffer und Cayennepfeffer würzen. Basilikum unterheben.

Den Backofen auf 200 °C vorheizen. Eine Auflaufform einfetten, die Hälfte der Tomatenmasse hineingeben, die Zanderfilets darauflegen und mit Zitronensaft beträufeln, dann die restliche Tomatenmasse einfüllen. Ca. 20 Minuten im Ofen garen.

TIPP

Bei **Durchfall** und **Blähungen** die Zwiebel und den Knoblauch weglassen.

Hähnchen-Saltimbocca

Bei allen Beschwerden geeignet

Zubereitungszeit: ca. 20 Minuten	
Eine Portion enthält:	
220 Kalorien	3 g Kohlenhydrate
30 g Eiweiß	1 g Ballaststoffe
21 g Fett	

Zutaten für 2 Portionen

2 Hähnchenbrustfilets (à ca. 60 g)

2 dünne Scheiben Schinken

4 Salbeiblätter

2 EL Rapsöl

6 eingelegte Artischocken

Rucolasalat

Zubereitung

Hähnchenbrustfilets waschen, jeweils mit zwei dünnen Scheiben Schinken und Salbeiblättern belegen, zusammenrollen und zusammenstecken.

Das Öl in einer Pfanne erhitzen und die Päckchen darin von jeder Seite 4 Minuten braun braten.

Artischocken halbieren, mit Rucola anrichten und zu dem Hähnchen servieren.

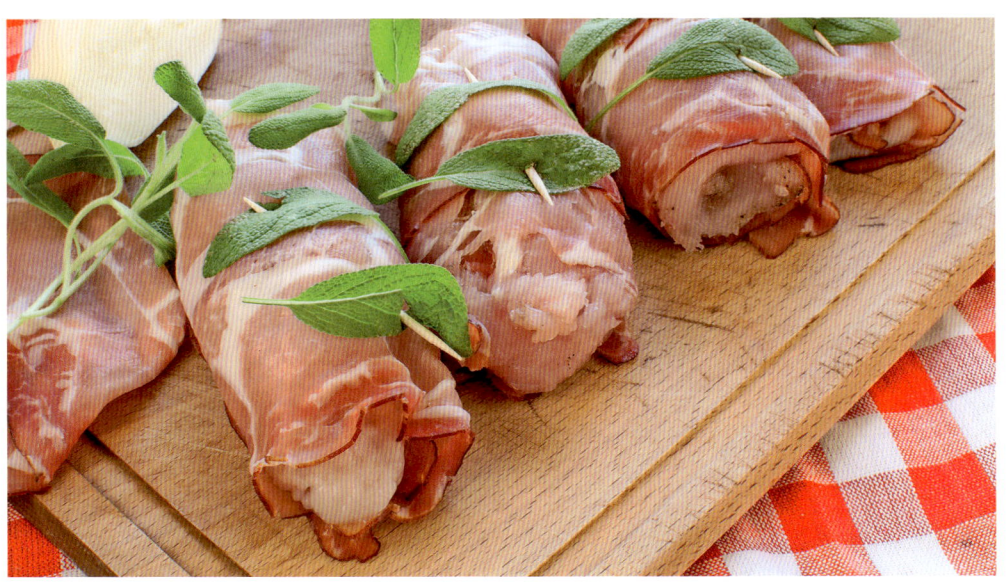

Erbsensuppe mit Möhren

Bei allen Beschwerden geeignet

Zubereitungszeit: ca. 20 Minuten	
Eine Portion enthält:	
505 Kalorien	71 g Kohlenhydrate
26 g Eiweiß	19 g Ballaststoffe
12 g Fett	

Zutaten für 2 Portionen

2 Kartoffeln

3 Möhren

400 g TK-Erbsen

3 Tassen Gemüsebrühe

2 Scheiben Weizenvollkornbrot

4 mittelgroße Zwiebeln

4 TL Butter

2 EL saure Sahne

1 TL getrockneter Majoran

etwas Liebstöckel

Salz

Pfeffer

4 Zweige Petersilie

Zubereitung

Kartoffeln und Möhren schälen, würfeln und in einen Topf geben. 2 EL Erbsen beiseite stellen. Die übrigen Erbsen und die Gemüsebrühe zu den Kartoffeln geben. Zugedeckt einmal aufkochen, in etwa 10 Minuten bei schwacher Hitze gar kochen. Inzwischen das Brot würfeln. Die Zwiebeln schälen und in Ringe schneiden. Eine beschichtete Pfanne erhitzen, die Brotwürfel ohne Fett braten, bis sie knusprig sind. Die Zwiebelringe und das Fett hinzufügen, mit Salz und Pfeffer würzen und bei mittlerer Hitze unter Rühren glasig braten. Anschließend die Pfanne beiseite stellen.

Prüfen Sie, ob die Kartoffelwürfel weich sind. Die saure Sahne in die Suppe geben, und die Suppe mit dem Pürierstab glattrühren. Mit Majoran, Liebstöckel, Salz und Pfeffer abschmecken. Die zurückbehaltenen Erbsen unterheben.

Die Suppe in eine Suppenschale füllen und die Croutons und Zwiebelringe darauf verteilen. Mit Petersilie dekorieren.

TIPP

Bei **Durchfall** eventuell die Croutons weglassen.

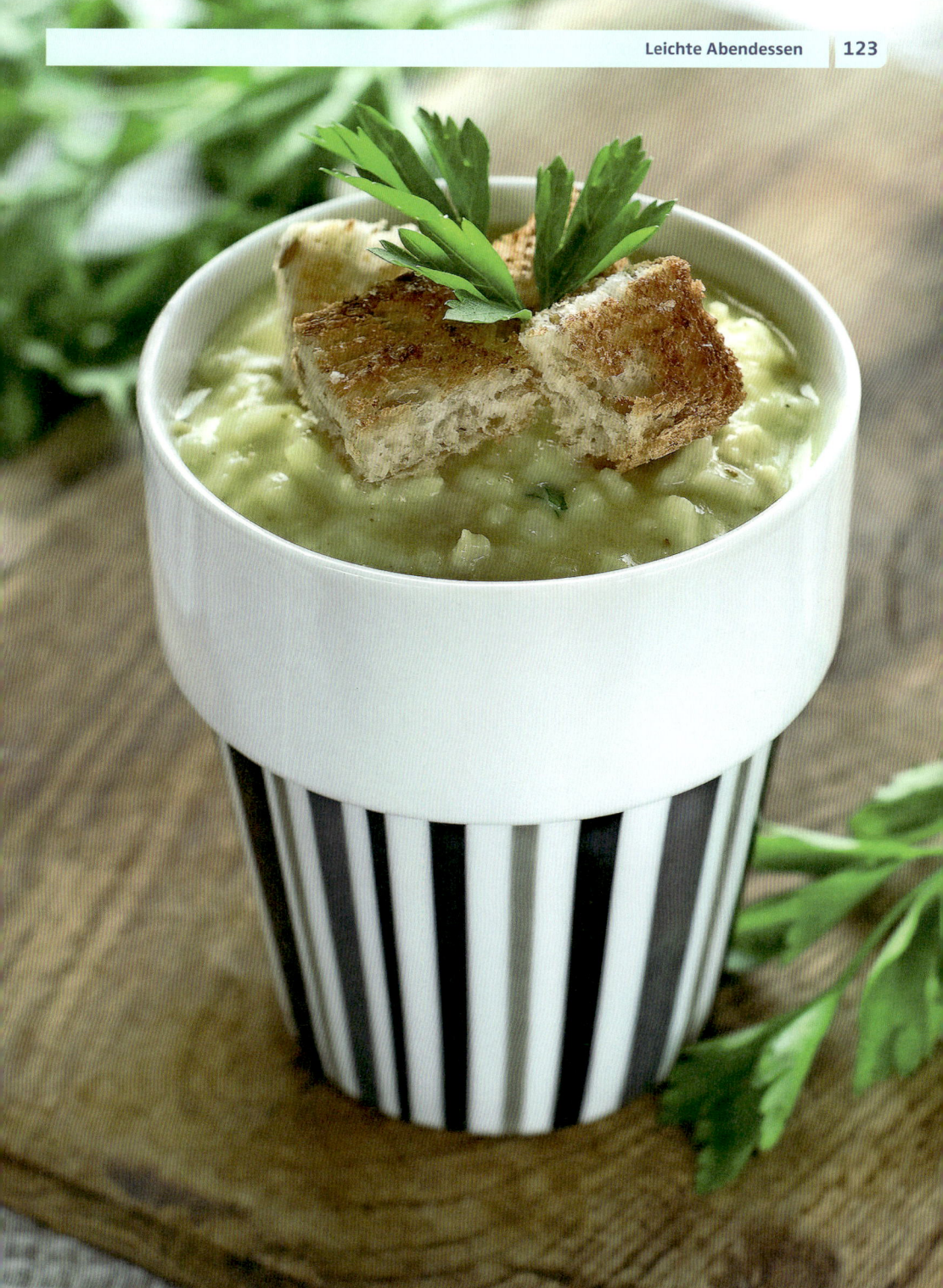

Gemüsesuppe zum Sattessen

Bei allen Beschwerden geeignet

Zubereitungszeit: ca. 10 Minuten

Eine Portion enthält:

464 Kalorien	70 g Kohlenhydrate
19 g Eiweiß	26 g Ballaststoffe
11 g Fett	

Zutaten für 1 Portion

2 Zwiebeln

½ Stange Lauch

4 Möhren

2 Kartoffeln

100 g Rosenkohl

200 g Blumenkohl

500 ml Gemüsebrühe

2 TL Rapsöl

Salz

Pfeffer

Muskat

1 EL gehackte Petersilie

Zubereitung

Zwiebeln schälen und würfeln, Lauch putzen, waschen und in feine Ringe schneiden. Möhren und Kartoffeln schälen, waschen und klein würfeln. Rosenkohl waschen, putzen, die Strünke über Kreuz einschneiden, Blumenkohl waschen, putzen und in Röschen zerteilen.

Zwiebeln glasig dünsten, Gemüse dazugeben, 500 ml Gemüsebrühe angießen, aufkochen lassen und das Gemüse bei mittlerer Hitze garen, bis es bissfest ist. Mit Salz, Pfeffer und Muskat würzen.

Die Hälfte des Gemüses herausnehmen, den Rest pürieren. Das Gemüse wieder dazugeben und mit Petersilie bestreuen.

TIPP

Bei **Durchfall** die Kohlarten durch 300 g Möhren ersetzen.

Tofubratlinge mit feiner Sauce
Bei allen Beschwerden geeignet

Zubereitungszeit: ca. 35 Minuten
Ruhezeit: ca. 30 Minuten

Eine Portion enthält:

430 Kalorien	29 g Kohlenhydrate
19 g Eiweiß	4 g Ballaststoffe
26 g Fett	

Zutaten für 2 Portionen

2 EL Kürbiskerne

40 g Frühlingszwiebeln

150 g Tofu Natur

1 EL Sojasauce

1 Ei

50 g Grünkern, fein gemahlen

Salz

Schwarzer Pfeffer

2 EL Paniermehl

Rapsöl

20 g Dinkel, fein gemahlen

200 ml Gemüsebrühe

40 g Butter

1 EL Crème fraîche

3 EL frisch gehackte Petersilie

1 TL Zitronensaft

weißer Pfeffer

Zubereitung

Kürbiskerne in einer Pfanne ohne Fett knusprig rösten. Frühlingszwiebeln putzen, waschen und grob zerkleinern. Alles im Blitzhacker fein pürieren.

Tofu zerkrümeln, mit Sojasauce, Ei, Grünkern und der Kürbiskern-Zwiebel-Mischung zu einer homogenen Masse verrühren. Mit Salz und Pfeffer würzen und zugedeckt etwa 30 Minuten bei Zimmertemperatur ruhen lassen.

Aus der Tofumasse 4 Küchlein formen und in Paniermehl wenden. In einer Pfanne etwas Öl erhitzen, darin die Küchlein bei schwacher Hitze von beiden Seiten langsam knusprig braten.

Für die Sauce den Dinkel in einem kleinen Topf unter Rühren rösten, bis er duftet, er darf aber nicht bräunen. Dann abkühlen lassen. Die Gemüsebrühe mit dem Dinkel verrühren und unter Rühren etwa 2 Minuten kochen. Die Butter in Stückchen schneiden und nach und nach unter die Sauce schlagen.

Den Topf vom Herd nehmen, Crème fraîche und Petersilie unterrühren. Die Sauce mit dem Zitronensaft und Pfeffer würzen. Zu den Tofubratlingen servieren.

TIPP

Bei **Reizdarm** sollten Sie auf die Verträglichkeit der einzelnen Lebensmittel achten.

Hirse mit pikanter Tomatensauce

Bei allen Beschwerden geeignet

Zubereitungszeit: ca. 25 Minuten	
Eine Portion enthält:	
624 Kalorien	52 g Kohlenhydrate
7 g Eiweiß	6 g Ballaststoffe
7 g Fett	

Zutaten für 2 Portionen

- 250 g Hirse
- Salz
- 2 Zwiebeln
- 2 Knoblauchzehen
- 2 Äpfel
- 4 EL Rapsöl
- 4 EL Tomatenmark
- ½ TL Oregano
- Thymian
- Liebstöckel
- Pfeffer
- 1 EL Essig

Zubereitung

Hirse mit 250 ml Salzwasser in einem Topf aufkochen, dann 15–20 Minuten auf kleiner Flamme köcheln lassen.

Inzwischen Zwiebeln und Knoblauchzehen schälen und fein hacken. Äpfel waschen, vom Kernhaus befreien und klein schneiden. Das Öl in einer Pfanne erhitzen, darin Zwiebeln, Knoblauch und Äpfel anbraten. Tomatenmark, Gewürze und etwa 150 ml Wasser dazugeben und 2–3 Minuten köcheln lassen. Essig einrühren und nach Belieben pürieren. Die Sauce abschmecken und mit der Hirse servieren.

TIPP

Bei **Reizdarm** sollten Sie auf Ihre Unverträglichkeiten achten und anstatt Zwiebeln und Knoblauch nur Zwiebelsalz verwenden.

Scharfes Rindfleischcurry

Bei allen Beschwerden geeignet

Zubereitungszeit: ca. 10 Minuten

Eine Portion enthält:

282 Kalorien	6 g Kohlenhydrate
26 g Eiweiß	2 g Ballaststoffe
17 g Fett	

Zutaten für 4 Portionen

Für die Currypaste

5 kleine getrocknete Chilischoten

5 Schalotten

10 Knoblauchzehen

1 EL gemahlenes Zitronengras

1 EL gemahlene Galgantwurzel

abgeriebene Schale von 1 Zitrone

1 EL Korianderpulver

1 Msp. schwarzen Pfeffer

1 TL Salz

Öl

Außerdem

500 g mageres Rindfleisch (Steak)

250 ml Kokosmilch

2 EL Fischsauce

1 EL brauner Zucker

1 Handvoll Horapablätter (ersatzweise frisches Basilikum)

Zubereitung

Für die Currypaste Chilischoten zerreiben, Schalotten abziehen und sehr fein würfeln. Knoblauch schälen und durchpressen. Alles zusammen mit Zitronengras, Galgantwurzel, abgeriebener Zitronenschale, Korianderpulver, Pfeffer und Salz im Mörser zerstoßen.

Öl in einem Topf erhitzen und die Currypaste darin unter Rühren zwei Minuten anschwitzen.

Das Fleisch in mundgerechte Streifen schneiden, in den Topf zur Currypaste geben und unter Rühren 5 Minuten braten. Kokosmilch dazugeben und alles im offenen Topf etwa 10 Minuten köcheln lassen. Fischsauce und braunen Zucker einrühren. Falls die Sauce zu dick sein sollte, etwas Wasser hinzufügen.

Vor dem Servieren Horapablätter unter das Curry mischen.

TIPPS

Statt die Currypaste selbst zu mischen, können Sie auch fertige Paste verwenden. Bei **Reizdarm**, **Blähungen** und **Durchfall** sollten Sie alle scharfen Gewürze weglassen.

Knusprige Reisnudeln
Bei allen Beschwerden geeignet

Zubereitungszeit: ca. 50 Minuten

Eine Portion enthält:

361 Kalorien	41 g Kohlenhydrate
17 g Eiweiß	2 g Ballaststoffe
14 g Fett	

Zutaten für 3 Portionen

150 g dünne Reisnudeln

125 ml Rapsöl

100 g Tofu Natur

2 Knoblauchzehen

3 Stängel frischer Koriander

1 rote Chili

3 Frühlingszwiebeln

4 EL gemahlene, getrocknete Shrimps
(Asia-Laden)

125 g Rinderhackfleisch

1 EL fermentierte Sojabohnen

1 EL Essig

1 EL Fischsauce

1 EL Palmzucker

1 TL Chilipulver

1 EL Zitronensaft

1 Tasse Bohnensprossen

Zubereitung

Reisnudeln ganz kurz in kochendes Wasser geben, abtropfen lassen und mit einem feuchten Tuch bedeckt 20 Minuten ruhen lassen. Anschließend bei hoher Temperatur in 125 ml Öl knusprig braten. Aus der Pfanne nehmen und beiseite stellen.

Tofu in streichholzgroße Stücke schneiden. Knoblauch abziehen und fein hacken. Koriander fein hacken, Chilischote putzen, entkernen und in feine Streifen schneiden. Frühlingszwiebeln waschen, putzen und in Röllchen schneiden.

Tofu in der Pfanne mit dem gleichen Öl anbraten und untermischen und beiseite stellen.

Nun die Shrimps und das Rinderhackfleisch in die Pfanne geben und in dem Öl anbraten. Wenn das Fleisch gar ist, mit Sojabohnen, Essig, Fischsauce, Palmzucker und Chilipulver würzen. Zum Schluss Zitronensaft einrühren, die Hitze reduzieren und die Nudeln dazu geben. In der Sauce wenden, bis die Nudeln gut bedeckt sind.

Alles auf einer Platte anrichten, mit Knoblauch, Koriander, Chilistreifen, Frühlingszwiebeln und Bohnensprossen bestreuen.

Topinambursuppe

Bei allen Beschwerden geeignet

Zubereitungszeit: ca. 35 Minuten	
Eine Portion enthält:	
25 Kalorien	21 g Kohlenhydrate
8 g Eiweiß	7 g Ballaststoffe
12 g Fett	

Zutaten für 4 Portionen

750 g Topinambur

1 kleine Zwiebel

200 g Suppengemüse

50 g Butter

1 l Gemüsebrühe

Muskat

Pfeffer

Kräutersalz

1 EL Sojasauce

2 Scheiben Vollkorntoast

Zubereitung

Topinambur schälen und in Scheiben schneiden. Zwiebel schälen und in Würfel schneiden. Suppengemüse putzen, waschen und in mundgerechte Stücke schneiden.

Die Butter in einem Topf zerlassen und darin Topinambur, Zwiebeln und Gemüse etwa 1 Minute unter Rühren andünsten.

Mit 500 ml Gemüsebrühe ablöschen, und das Gemüse etwa 10 Minuten dünsten, bis es weich ist. Dann die restliche Gemüsebrühe angießen, die Suppe pürieren und kräftig würzen. Noch einmal aufkochen lassen und auf vier Teller verteilen.

Das Brot toasten, in kleine Rauten schneiden und auf die Suppe streuen.

ZWISCHENMAHLZEITEN UND SÜSSES

Manche von uns brauchen keine Zwischenmahlzeit. Andere müssen nach dem Essen unbedingt etwas Süßes haben. Die Disziplinierteren unter uns essen zwischendurch Obst statt Kekse. Wieder andere essen ständig und haben auch ständig Hunger.

So wäre es optimal:

- Essen Sie zwischendurch lieber Obst als zu große Portionen zu den Hauptmahlzeiten.
- Essen Sie mehr Studentenfutter, Trockenobst, gesunde Kräcker oder Gemüsesticks.
- Um keinen Heißhunger zu entwickeln, planen Sie besser fünf Mahlzeiten am Tag statt drei.

Himbeereis

Bei allen Beschwerden geeignet

Zubereitungszeit: ca. 10 Minuten

Eine Portion enthält:

234 Kalorien	28 g Kohlenhydrate
8 g Eiweiß	8 g Ballaststoffe
7 g Fett	

Zutaten für 4 Portionen

500 g Himbeeren (TK)

500 g fettarmer Naturjoghurt

100 g Sojasahne

50 g Rohrzucker

Zubereitung

Himbeeren pürieren. Joghurt, Sahne und Rohrzucker untermischen und mitpürieren. Sofort servieren.

TIPPS

Bei **Blähungen** und **Reizdarm** sollten Sie Himbeeren verwenden. Bei **Verstopfung** bereiten Sie das Eis mit Erdbeeren zu, bei **Durchfall** mit Heidelbeeren.
Achten Sie bei **Reizdarm** auf Fruchtunverträglichkeiten. Sie können auch Pflaumen und Nektarinen verwenden.

Gebäckdessert

Bei allen Beschwerden geeignet

Zubereitungszeit: ca. 35 Minuten

Eine Portion enthält:

268 Kalorien	31 g Kohlenhydrate
11 g Eiweiß	2 g Ballaststoffe
10 g Fett	

Zutaten für 4 Portionen

100 g Butterkekse

4 EL Orangensaft

2 EL Honig

2–3 Orangen

125 g Crème fraîche

250 g Magerquark

3 EL Joghurt

1 Msp. gemahlene Vanille

30 g Rosinen

Zubereitung

Die Butterkekse zerkrümeln, mit Orangensaft und 1 EL Honig mischen und ca. 15 Minuten durchziehen lassen. Die Orangen schälen und in Spalten schneiden oder filetieren.

Crème fraîche und Quark mit Joghurt, Vanille und dem restlichen Honig (1 EL) glatt rühren.

In hohe Gläser abwechselnd Gebäck, Quarkcreme, Orangenstücke und Rosinen einschichten. Die oberste Schicht sollte aus Quarkcreme bestehen.

Das Dessert mit Orangenstückchen verzieren.

TIPPS

Bei **Verstopfung** bestreuen Sie das Dessert mit gerösteten Sonnenblumenkernen.
Bei **Reizdarm** sollten Sie auf Ihre Unverträglichkeiten achten.

Zitronenkrapfen

Geeignet bei Durchfall und Blähungen

Zubereitungszeit: ca. 15 Minuten
Kühlzeit: ca. 1 Stunde
Backzeit: ca. 10 Minuten

Eine Portion enthält:

477 Kalorien	49 g Kohlenhydrate
8 g Eiweiß	2 g Ballaststoffe
26 g Fett	

Zutaten für 4 Portionen

100 g Butter

80 g Honig

1 Prise Salz

Saft und Schale von 1 Zitrone

1 Eigelb

210 g Weizenmehl

Butter für das Blech

Zubereitung

Die Butter schaumig rühren, Honig, Salz, Zitronensaft und das Eigelb dazugeben und gut unterrühren. Die Zitronenschale mit dem Mehl vermischen und unter die Buttermasse kneten. Den Teig abdecken und 1 Stunde kalt stellen.

Den Backofen auf 190 °C vorheizen. Ein Backblech leicht mit Butter ausfetten. Aus dem Teig walnussgroße Kugeln formen und auf das Backblech setzen.

Die Zitronenkrapfen ca. 10 Minuten auf der mittleren Schiene backen.

Powerkugeln

Geeignet bei Verstopfung

Zubereitungszeit: ca. 10 Minuten
Kühlzeit: mind. 1 Stunde

Eine Kugel enthält:

40 Kalorien	5 g Kohlenhydrate
1 g Eiweiß	2 g Ballaststoffe
2 g Fett	

Zutaten für 8 Kugeln

50 g frische Datteln oder getrocknete Cranberrys

25 g Mandelmus

Zimt

1 TL geriebene Orangenschale

2 EL Kakao

Zubereitung

Alle Zutaten außer dem Kakao pürieren. Mit angefeuchteten Händen Kugeln daraus formen und im Kakao wälzen.

Die Kugeln im Kühlschrank mindestens 1 Stunde kühlen, bis sie fest geworden sind.

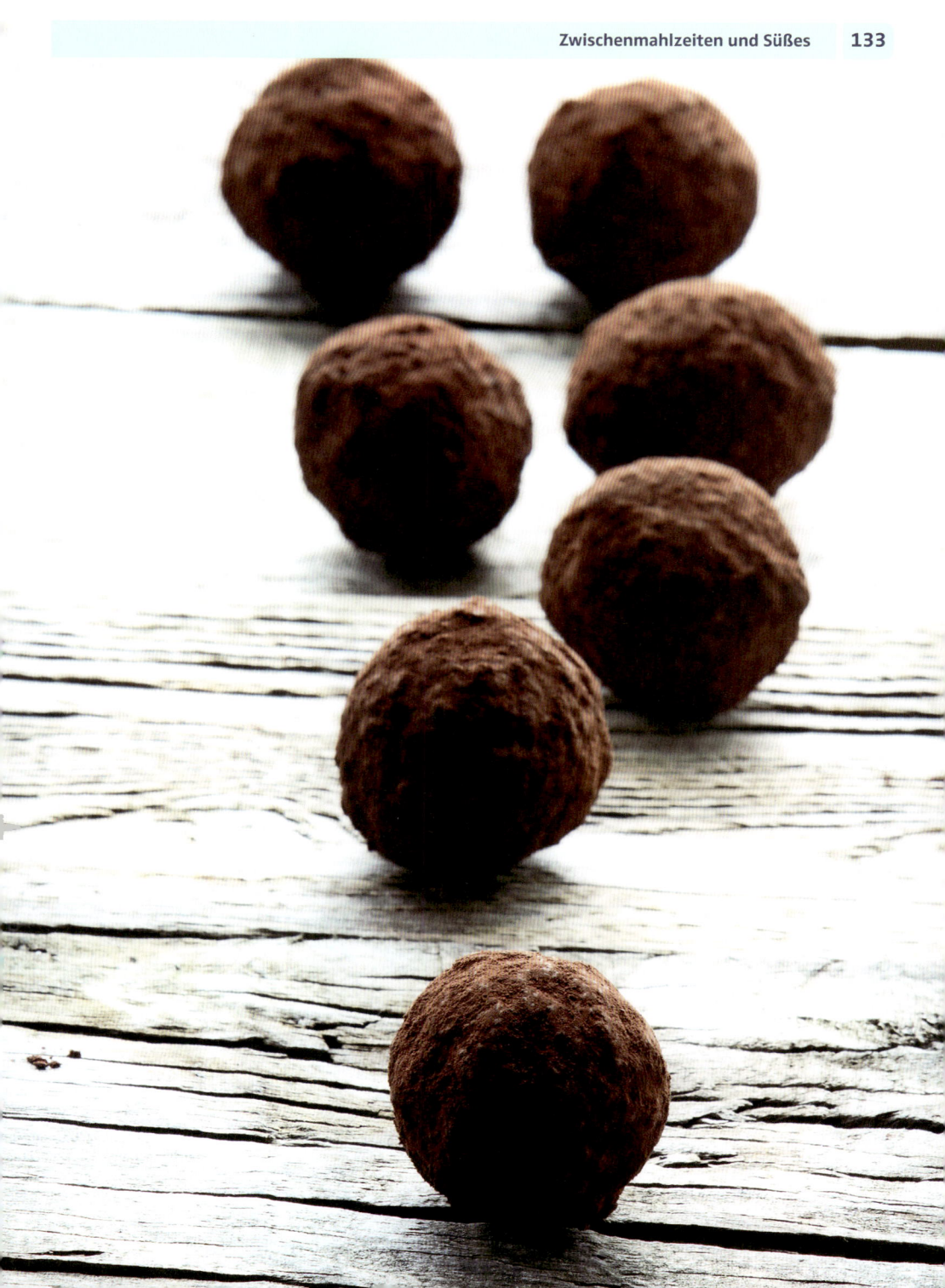

Möhrenkuchen

Geeignet bei Durchfall, Blähungen,
Verstopfung und Sodbrennen

Zubereitungszeit: ca. 20 Minuten
Backzeit: ca. 1 Stunde

Ein Stück enthält:

218 Kalorien	23 g Kohlenhydrate
5 g Eiweiß	3 g Ballaststoffe
11 g Fett	

Zutaten für 12 Stücke

300 g Möhren

1 Ei

180 g Honig

130 g Vollkornmehl

½ TL Backpulver

½ EL Zimt

abgeriebene Schale von 1 Zitrone

200 g gemahlene Haselnüsse

Zubereitung

Möhren putzen, waschen und fein reiben. Das Ei trennen. Eigelb mit 4 EL heißem Wasser schaumig rühren. Honig nach und nach mit einrühren, bis eine cremige Masse entsteht. Mehl, Backpulver, Zimt und Zitronenschale unterrühren. Geriebene Möhren und Haselnüsse unterheben.

Den Backofen auf 175 °C vorheizen. Eine Springform mit Backpapier auslegen.

Eiweiß zu steifem Schnee schlagen und vorsichtig unter den Teig heben. Den Teig sofort in die Springform füllen und den Kuchen ca. 1 Stunde backen.

TIPPS

Bei **Durchfall** und **Blähungen** sollten Sie Cashewnüsse verwenden.
Bei **Reizdarm** sollten Sie auf Ihre Unverträglichkeiten achten.

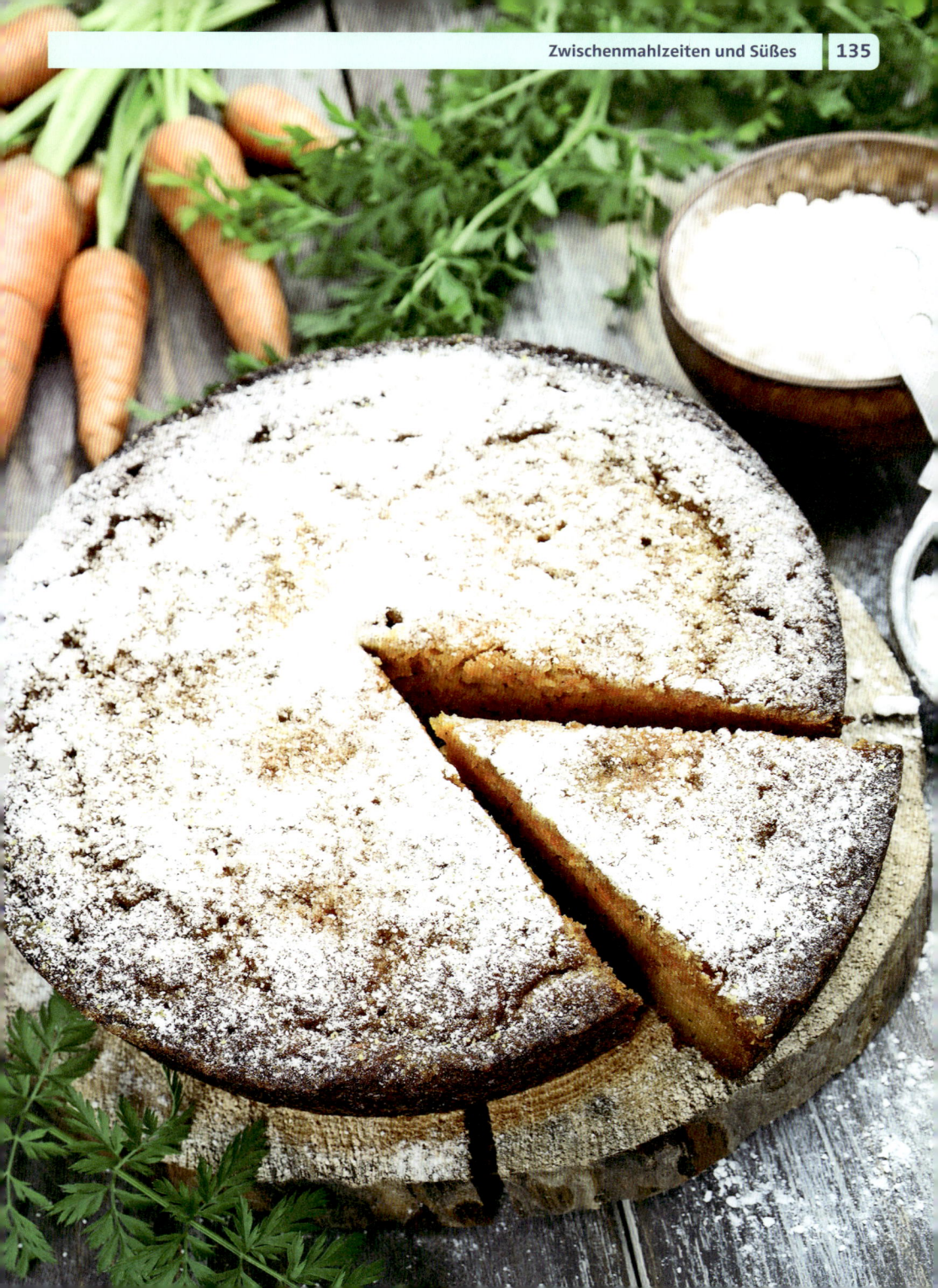

Biskuitrolle
Geeignet bei Durchfall und Blähungen

Zubereitungszeit: ca. 25 Minuten
Backzeit: ca. 6 Minuten

Ein Stück enthält:

333 Kalorien	49 g Kohlenhydrate
9 g Eiweiß	2 g Ballaststoffe
9 g Fett	

Zutaten für 6 Stücke

Für den Teig

4 Eier

1 Prise Vanillepulver

90 g Honig

1 Prise Salz

140 g Dinkelmehl

Für die Sahne-Beeren-Füllung

250 g Sojasahne

250 g Beeren, z. B. Erdbeeren oder Himbeeren

20 g Honig

1 TL Johannisbrotkernmehl

Zubereitung

Eier trennen. Eigelb mit Vanillepulver, Honig und 3 EL Wasser ca. 6 Minuten schaumig rühren. Das Eiweiß mit dem Salz steif schlagen und abwechselnd mit dem Mehl unter die Eigelbmasse heben.

Den Backofen auf 250 °C vorheizen. Ein Backblech mit Backpapier auslegen und den Teig gleichmäßig aufstreichen. Auf der mittleren Schiene ca. 6 Minuten backen.

Den Biskuit aus dem Ofen nehmen. Ein sauberes Küchenhandtuch mit Zucker bestreuen und den noch heißen Biskuit darauf stürzen. Das Backpapier vorsichtig abziehen und den Biskuit von der langen Seite her mit dem Küchenhandtuch aufrollen. So aufgerollt auskühlen lassen. Kalte Sojasahne steif schlagen. Beeren zerkleinern, mit Honig und Johannisbrotkernmehl verrühren. Dann unter die Sahne heben.

Die ausgekühlte Biskuittrolle vorsichtig auseinander rollen und mit der Füllung bestreichen. Wieder locker aufrollen.

Walnussmuffins

Geeignet bei Verstopfung

Zubereitungszeit: ca. 15 Minuten
Backzeit: 20–25 Minuten

Ein Muffin enthält:

262 Kalorien   22 g Kohlenhydrate
4 g Eiweiß   2 g Ballaststoffe
17 g Fett

Zutaten für 12 Muffins

240 g Mehl

1 TL Backpulver

gemahlene Vanille

150 g gehackte Walnüsse

125 g Margarine

100 g Agavendicksaft

2 Eier

150 ml Milch

Zubereitung

Mehl mit Backpulver, Vanille und Walnüssen vermischen. In einer separaten Schüssel Margarine mit Eiern verquirlen, Agavendicksaft und Milch unterrühren.

Den Backofen auf 180 °C vorheizen. Die 12 Mulden eines Muffinsblechs mit Förmchen auskleiden.

Trockene mit feuchten Zutaten mischen und alles mit dem Knethaken verkneten.

Den Teig auf die Muffinförmchen verteilen und die Muffins 20–25 Minuten backen.

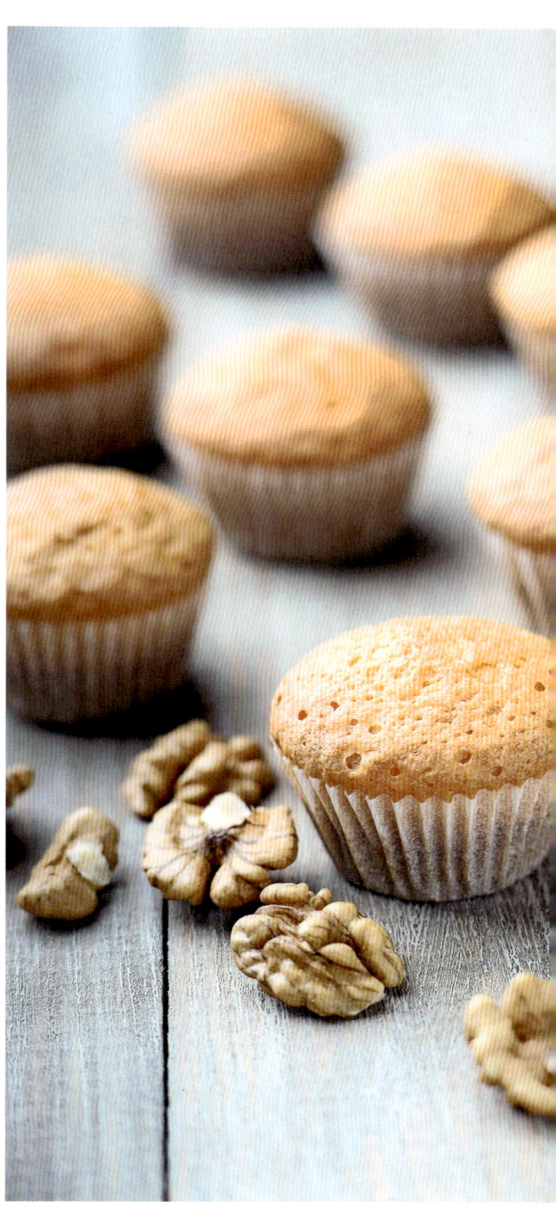

Erdbeer-Tiramisu

Bei allen Beschwerden geeignet

**Zubereitungszeit: 35 Minuten
Zeit zum Ziehen: über Nacht**

Eine Portion enthält:

334 Kalorien	31 g Kohlenhydrate
10 g Eiweiß	1 g Ballaststoffe
19 g Fett	

Zutaten für 4–6 Portionen

250 g Erdbeeren

Saft von 1 Zitrone

gemahlene Vanille

250 g Mascarpone

250 g Magerquark

4 EL Zucker

150 g Löffelbiskuits

3 EL Kaffee- oder Orangenlikör

Kakaopulver

Zubereitung

Die Erdbeeren waschen und putzen. Die Hälfte der Früchte pürieren, die andere Hälfte ganz verwenden.

Zitronensaft mit Vanille, Mascarpone, Quark und Zucker verrühren.

Die Hälfte der Löffelbiskuits in eine flache Form legen und mit Fruchtpüree und Likör beträufeln. Die restlichen Früchte auf der Creme verteilen. Die übrigen Zutaten ebenso schichten.

Das Tiramisu abgedeckt über Nacht kaltstellen. Mit Kakaopulver bestreut servieren.

TIPPS

Bei allen Unverträglichkeiten auf Lebensmittelunverträglichkeiten achten.
Bei **Verstopfung** mit gehackten Mandeln garnieren.

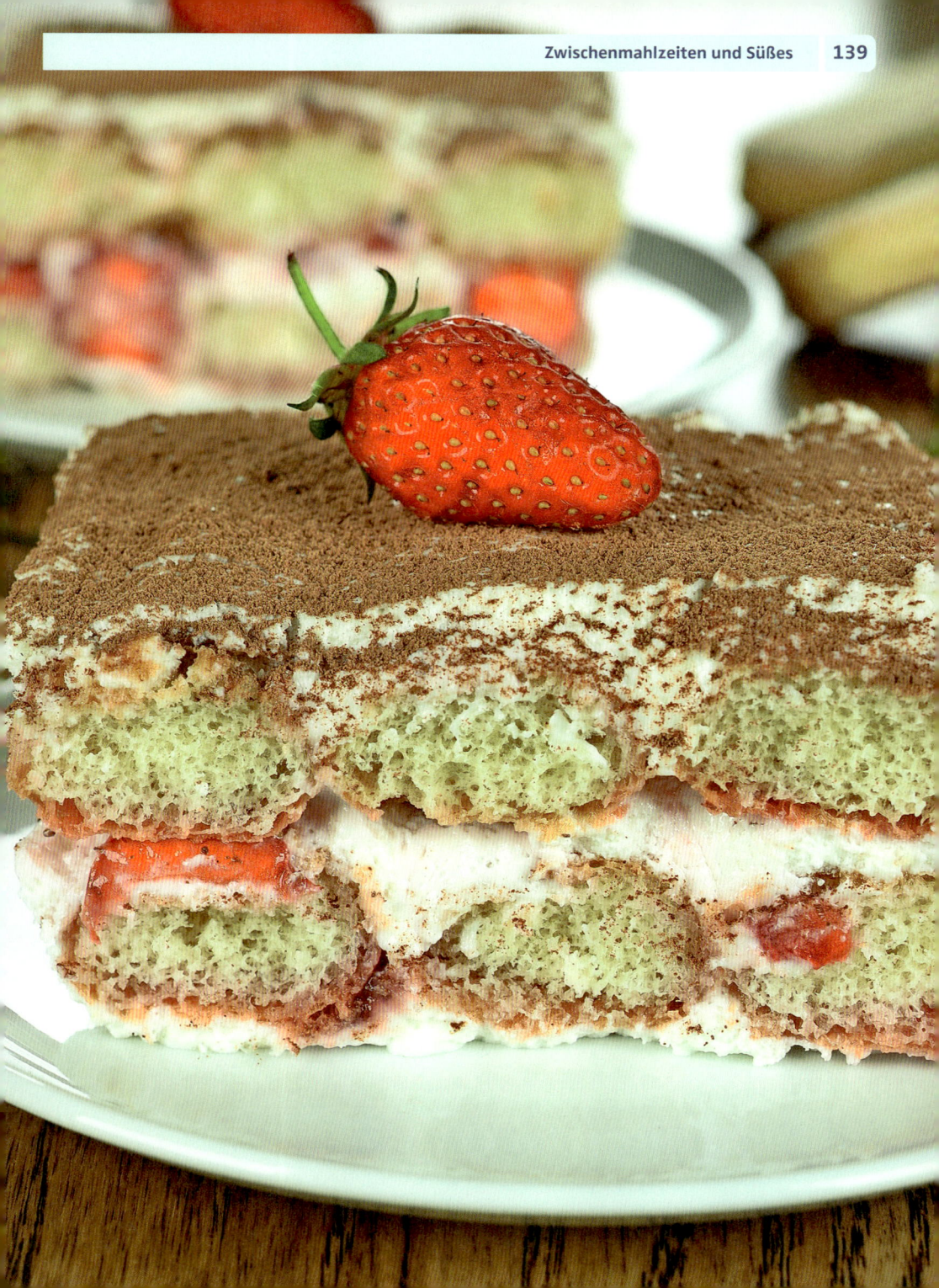

Kürbiskern-Kracher

Geeignet bei Verstopfung, Blähungen und
Sodbrennen

Zubereitungszeit: ca. 15 Minuten
Quellzeit: ca. 30 Minuten
Backzeit: ca. 1 Stunde

Ein Stück enthält:

145 Kalorien	17 g Kohlenhydrate
5 g Eiweiß	2 g Ballaststoffe
6 g Fett	

Zutaten für 10 Stück

125 g Haferflocken

125 g Weizenvollkornmehl oder Dinkelmehl

100 g Kürbiskerne

1 TL Salz

Fett für das Backblech

Zubereitung

Haferflocken mit Mehl und 400 ml Wasser
verrühren und 30 Minuten quellen lassen.
Den Backofen auf 175 °C vorheizten. Ein
Blech einfetten.

Die Kürbiskerne grob hacken und zusammen mit dem Salz unter die Mehlmischung rühren. Die Masse auf ein Blech
streichen und 1 Stunde backen.

Auf einem Kuchengitter abkühlen lassen,
dann in Stücke schneiden oder brechen
und in einer Blechdose lagern.

TIPP

Bei **Reizdarm** und **Blähungen** fein ausgemahlenes Mehl anstelle des Vollkornmehls
verwenden und Flohsamen anstelle der
Kürbiskerne.

GETRÄNKE, COCKTAILS UND CO.

Was trinken Sie gerne? Wasser? Fruchtsaftschorle? Aber ab und zu „brauchen" Sie eine Cola? Immer Wasser zu trinken ist vielleicht langweilig. Alternativen sind Säfte. Aber können Sie die auch trinken, wenn der Darm streikt?

Hier ein paar Tipps:

- Trinken Sie verdünnte Fruchtsäfte aus Direktsaft.
- Bereiten Sie sich morgens einen Smoothie zu, den Sie dann als Zwischenmahlzeit trinken – super gesund und gut für die Verdauung!
- Wenn Sie nicht mehr Wasser und Tee trinken können oder wollen, gönnen Sie sich ruhig auch mal eine Cola oder ein alkoholfreies Bier.
- Kräutertees wie Pfefferminz- oder Fencheltee helfen bei Darmbeschwerden, besonders bei Blähungen.

Orangenshake

Bei allen Beschwerden geeignet

Zubereitungszeit: ca. 10 Minuten	
Eine Portion enthält:	
96 Kalorien	16 g Kohlenhydrate
7 g Eiweiß	1 g Ballaststoffe
2 g Fett	

Zutaten für 2 Portionen

1 reife Banane

6 Orangen

2 EL Getreideflocken

1 TL Zitronensaft

1 EL Sandornmark

1 TL Honig

6 Cashewkerne

Zubereitung

Banane schälen und pürieren. Die Orangen auspressen.

Getreideflocken, Zitronensaft, Sanddornmark und Honig zur Banane geben und mitpürieren. Orangensaft untermischen.

Den Shake in zwei Gläser füllen. Cashewkerne hacken und darüberstreuen.

TIPP

Bei **Blähungen** evtl. die Orangen durch Nektarinen oder Heidelbeeren ersetzen.

Avocadococktail

Bei allen Beschwerden geeignet

Zubereitungszeit: ca. 10 Minuten

Eine Portion enthält:

187 Kalorien	7 g Kohlenhydrate
3 g Eiweiß	3 g Ballaststoffe
16 g Fett	

Zutaten für 2 Portionen

2 Avocados

Saft von 1 Zitrone

Dill

4 EL Sahne

Mineralwasser

Salz

Pfeffer

Chilipulver

Zubereitung

Avocados aufschneiden, den Kern entfernen, das Fleisch aus der Schale lösen und würfeln. Sofort mit Zitronensaft beträufeln.

Avocados zusammen mit Dill und Sahne pürieren. Mit Mineralwasser nach Geschmack auffüllen und würzen.

TIPP

Bei **Durchfall** das Chilipulver weglassen.

Melonen-Petersilien-Smoothie

Bei allen Beschwerden geeignet

Zubereitungszeit: ca. 5 Minuten

Eine Portion enthält:

48 Kalorien	12 g Kohlenhydrate
0 g Eiweiß	1 g Ballaststoffe
0 g Fett	

Zutaten für 2 Portionen

700 g Wassermelone

1 Bund Petersilie

Zubereitung

Melone in Würfel schneiden, Petersilie waschen. Alles in einen Mixer geben und pürieren.

Obst-Salat-Smoothie
Bei allen Beschwerden geeignet

Zubereitungszeit: ca. 10 Minuten

Eine Portion enthält:

69 Kalorien	15 g Kohlenhydrate
1 g Eiweiß	2 g Ballaststoffe
0 g Fett	

Zutaten für 4 Portionen

½ Kopf Römersalat

2 reife Bananen

2 Orangen

1 Mango

Zubereitung

Römersalat zerpflücken, putzen und waschen. Bananen schälen und Orangen
schälen und in Stücke schneiden. Mango
schälen und das Fruchtfleisch vom Kern
schneiden.
Alle Zutaten mit 250 ml Wasser in einen
Mixer geben und pürieren.

TIPP

Obstsorten sollten Sie bei entsprechenden
Unverträglichkeiten ersetzen.

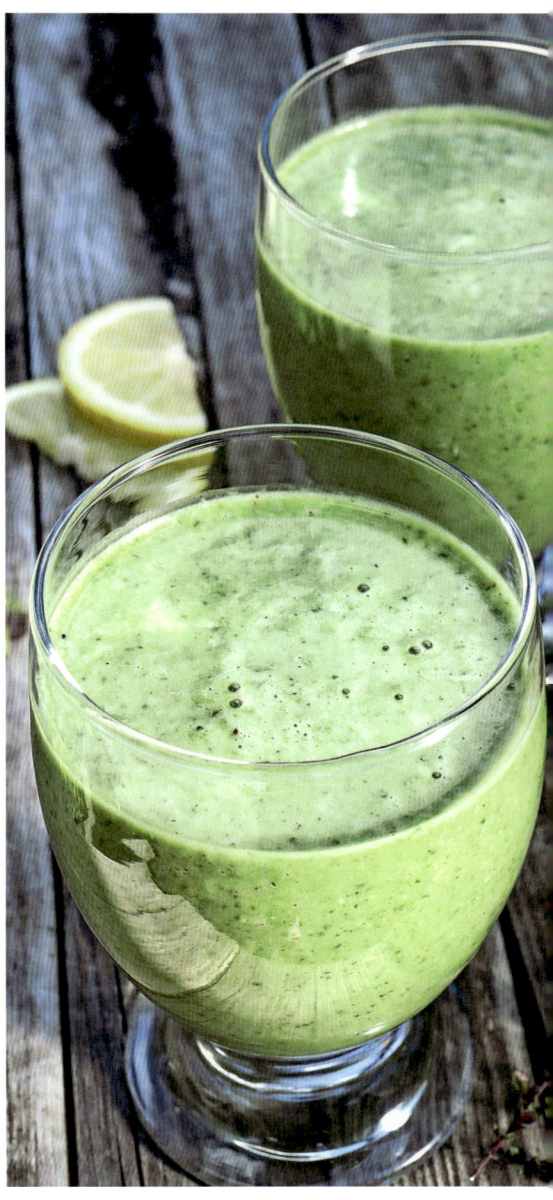

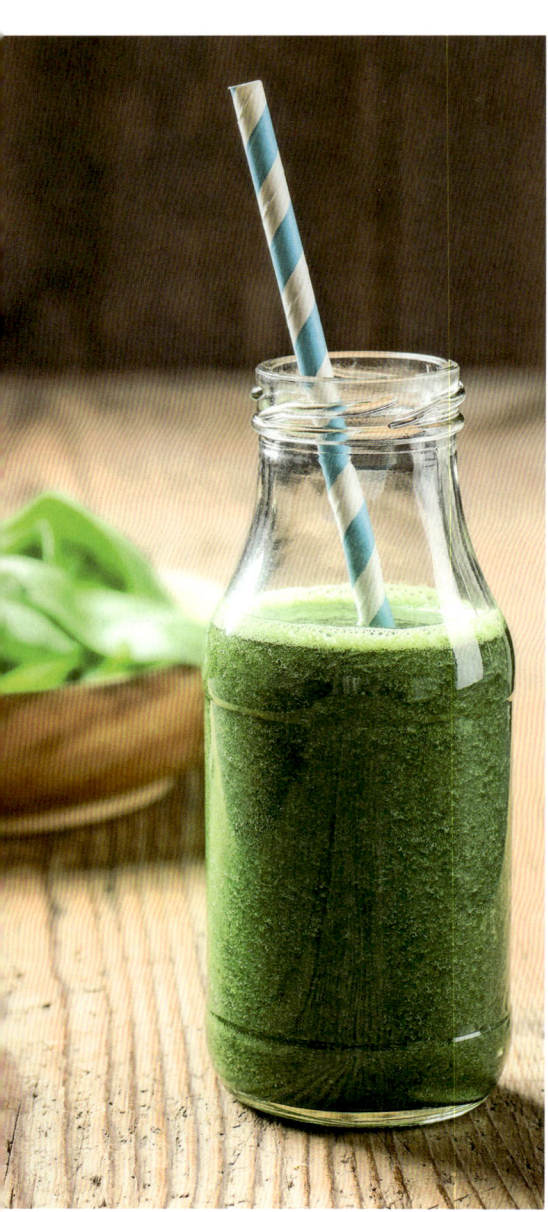

Grüner Ananas-Smoothie
Bei allen Beschwerden geeignet

Zubereitungszeit: ca. 5 Minuten	

Eine Portion enthält:

67 Kalorien	8 g Kohlenhydrate
7 g Eiweiß	2 g Ballaststoffe
1 g Fett	

Zutaten für 2 Portionen
2 Tassen Spinat

½ Ananas

Zubereitung
Spinat waschen, Ananas schälen und den harten Strunk entfernen. Das Fruchtfleisch in Stücke schneiden. Alles mit 125 ml Wasser in einen Mixer geben und pürieren.

Pfirsich perfekt

Bei allen Beschwerden geeignet

Zubereitungszeit: ca. 5 Minuten

Eine Portion enthält:

73 Kalorien	15 g Kohlenhydrate
2 g Eiweiß	5 g Ballaststoffe
0 g Fett	

Zutaten für 2 Portionen

3 Pfirsiche

1 Kopfsalat

1 Tasse Himbeeren

Zubereitung

Pfirsiche waschen, aufschneiden, vom Kern befreien und in Stücke schneiden. Kopfsalat putzen und waschen.
Pfirsich mit Salat und Himbeeren sowie 250 ml Wasser in einen Mixer geben und pürieren.

Grünes Apfelmus

Bei allen Beschwerden geeignet

Zubereitungszeit: ca. 5 Minuten

Eine Portion enthält:

82 Kalorien	20 g Kohlenhydrate
1 g Eiweiß	4 g Ballaststoffe
0 g Fett	

Zutaten für 2 Portionen

5 Äpfel

1 Bund Petersilie

1 kleines Stück Ingwer

Zubereitung

Äpfel waschen, vom Kerngehäuse befreien und in Stücke schneiden. Petersilie waschen. Ingwer schälen. Alles in einem Mixer pürieren.

Himbeer-Mango-Saft
Bei allen Beschwerden geeignet

Zubereitungszeit: ca. 10 Minuten

Eine Portion enthält:

89 Kalorien	19 g Kohlenhydrate
3 g Eiweiß	4 g Ballaststoffe
0 g Fett	

Zutaten für 1 Portion

½ Mango

1 Orange

100 g Honigmelone

50 g Himbeeren

Zubereitung

Mango und Orange schälen und in Stücke schneiden. Zusammen mit Honigmelone und Himbeeren im Mixer pürieren.

Kiwi-Minze-Saft
Bei allen Beschwerden geeignet

Zubereitungszeit: ca. 5 Minuten

Eine Portion enthält:

381 Kalorien	87 g Kohlenhydrate
6 g Eiweiß	8 g Ballaststoffe
0 g Fett	

Zutaten für 1 Portion

500 g Weintrauben

2–3 Kiwi

2 Minzeblätter

Zubereitung

Weintrauben waschen und abzupfen. Kiwis schälen und vierteln. Beides zusammen mit der Minze pürieren.

Bananen-Buttermilch-Saft
Bei allen Beschwerden geeignet

Zubereitungszeit: ca. 5 Minuten

Eine Portion enthält:

130 Kalorien	15 g Kohlenhydrate
11 g Eiweiß	2 g Ballaststoffe
3 g Fett	

Zutaten für 1 Portion

1 Banane
250 ml Buttermilch oder Joghurt oder Soja-,
Hafer- oder Reismilch
eventuell etwas Agavendicksaft

Zubereitung

Banane schälen und in Stücke schneiden.
Mit Buttermilch und Agavendicksaft nach
Geschmack im Mixer pürieren.

Green Dream
Bei allen Beschwerden geeignet

Zubereitungszeit: ca. 10 Minuten

Eine Portion enthält:

208 Kalorien	25 g Kohlenhydrate
17 g Eiweiß	2 g Ballaststoffe
3 g Fett	

Zutaten für 1 Portion

½ Salatgurke
1 Kästchen Kresse
300 ml fettarme Milch
100 g fettarmer Joghurt
1 Msp. Meerrettich
Salz
1 TL Zitronensaft

Zubereitung

Die Gurke schälen, halbieren, mit einem
Löffel die Kerne herausschaben und den
Rest in Stücke schneiden. Kresse abschnei-
den, etwas zum Garnieren beiseitelegen.
Gurke mit Kresse, Milch und Joghurt im
Mixer pürieren. Mit Meerrettich, Salz und
Zitronensaft würzen. Die restlichen Kresse
darüberstreuen.

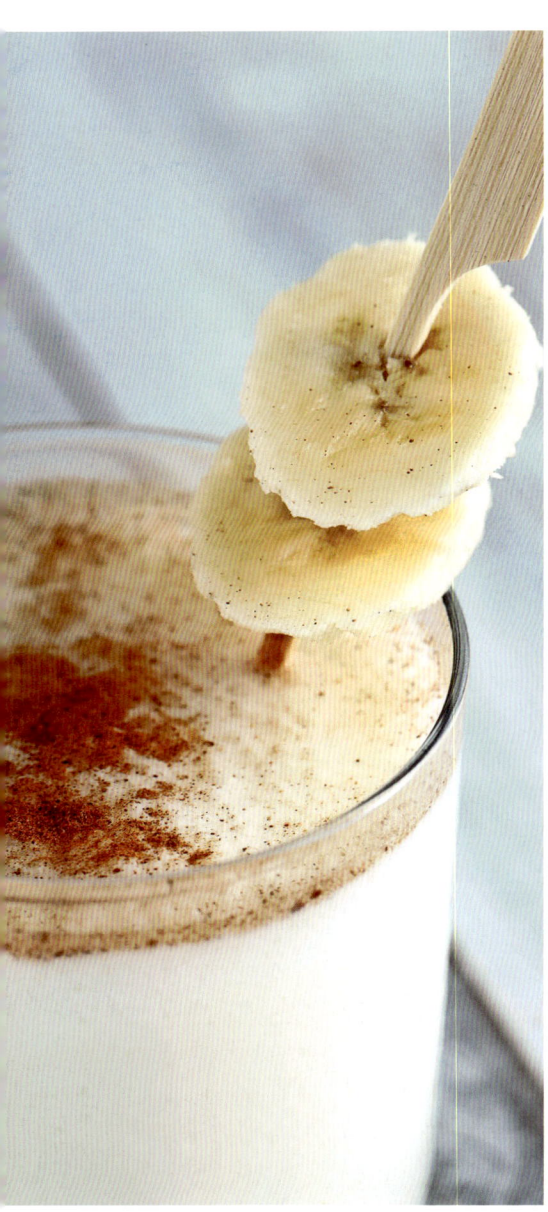

Bananendrink

Bei allen Beschwerden geeignet

Zubereitungszeit: ca. 5 Minuten	

Eine Portion enthält:

152 Kalorien	30 g Kohlenhydrate
4 g Eiweiß	3 g Ballaststoffe
1 g Fett	

Zutaten für 1 Portion

1 Banane

250 ml Milch

2 EL Honig

1 Msp. Zimt

Saft von ½ Zitrone

2 EL Weizenkeime

Zubereitung

Banane schälen und in Stücke schneiden. Mit etwas Milch, Honig, Zimt, Zitrone und Weizenkeimen pürieren. Restliche Milch zugeben und aufmixen.

Grüner Kokos-Smoothie
Bei allen Beschwerden geeignet

Zubereitungszeit: ca. 10 Minuten

Eine Portion enthält:

120 Kalorien	12 g Kohlenhydrate
2 g Eiweiß	2 g Ballaststoffe
7 g Fett	

Zutaten für 4 Portionen

50 g Portulak

1 reife Avocado

2 Bio-Orangen

1 reife Birne

400 ml Kokoswasser

2 EL Zitronensaft

Zubereitung
Portulak waschen und trocken schütteln. Avocado halbieren, den Stein entfernen und das Fruchtfleisch mit einem Esslöffel herausholen. Orangen schälen und in Stücke schneiden. Birne waschen, vom Kerngehäuse befreien und klein schneiden. Alles zusammen mit Kokoswasser und Zitronensaft in einen Mixer geben und fein pürieren.

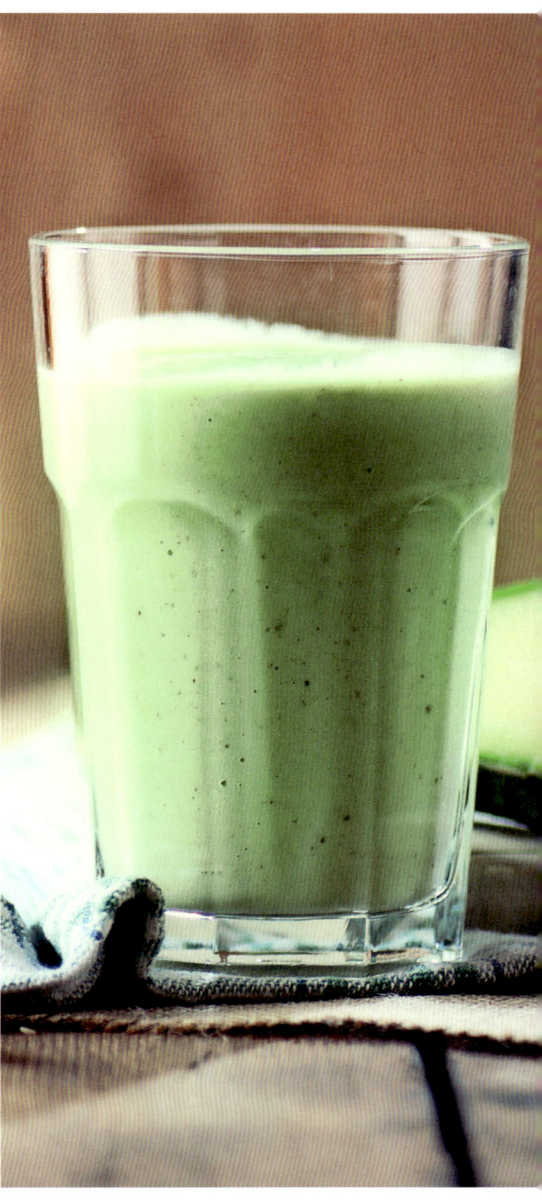

Topinambur-Drink

Bei allen Beschwerden geeignet, besonders bei Verstopfung

Zubereitungszeit: ca. 10 Minuten

Eine Portion enthält:

90 Kalorien	17g Kohlenhydrate
3 g Eiweiß	4 g Ballaststoffe
1 g Fett	

Zutaten für 4 Portionen

250 g Topinambur

200 ml stilles Wasser

300 ml naturtrüber Apfelsaft

Zubereitung

Topinambur schälen, waschen, klein schneiden und in dem Wasser etwa 5 Minuten garen.

Anschließend mit dem Wasser in einem Mixer pürieren und danach abseihen.

Den Topinambursaft mit dem Apfelsaft verrühren und kühl servieren.

Blaubeer-Chia-Smoothie

Bei allen Beschwerden geeignet, besonders bei Durchfall

Zubereitungszeit: ca. 10 Minuten

Eine Portion enthält:

57 Kalorien	8 g Kohlenhydrate
2 g Eiweiß	6 g Ballaststoffe
2 g Fett	

Zutaten für 2 Portionen

15 g Chiasamen

100 g Blaubeeren

5 Minzblätter

1 Banane

¼ Honigmelone

1 Spritzer Zitronensaft

Zubereitung

Chia-Samen mit 125 ml Wasser verrühren und 10–15 Minuten quellen lassen. Es entsteht eine gelartige Masse.

Blaubeeren und Minze waschen. Banane und Honigmelone schälen und in Stücke schneiden.

Blaubeeren mit Minze, Banane, Honigmelone und Zitronensaft in einen Mixer geben. 1 EL Chia-Gel und ca. 200 ml Wasser zufügen und alles pürieren.

TIPP

Das restliche Chia-Gel hält sich im Kühlschrank ein paar Tage.

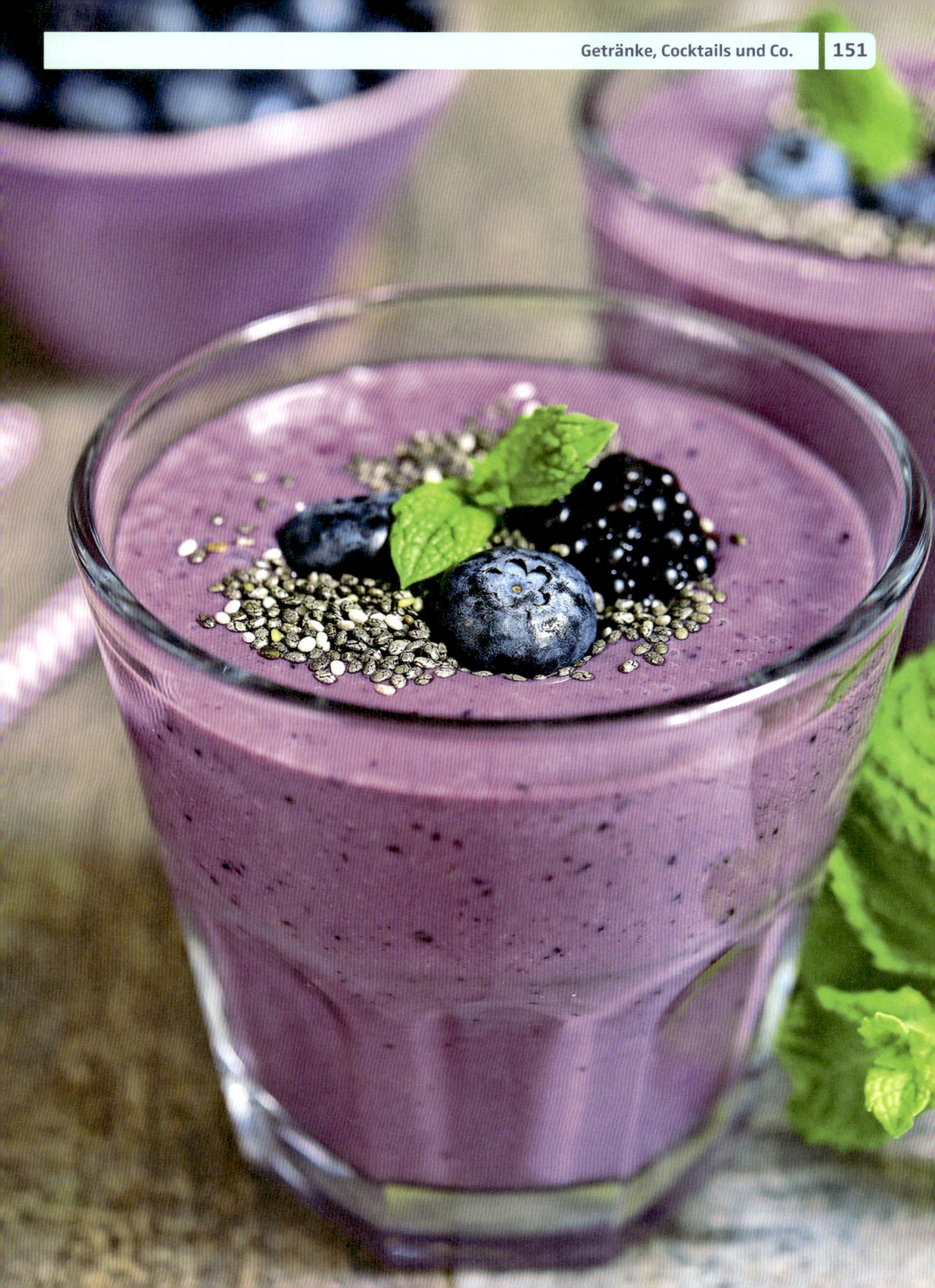

Fruchtiger Möhren-Drink

Bei allen Beschwerden geeignet

Zubereitungszeit: ca. 10 Minuten

Eine Portion enthält:

85 Kalorien	19 g Kohlenhydrate
2 g Eiweiß	3 g Ballaststoffe
0 g Fett	

Zutaten für 1 Portion

1 Orange

½ Banane

2 Möhren

¼ Wassermelone

etwas Agavendicksaft

Zubereitung

Orange und Banane schälen und klein schneiden. Möhre schälen, putzen und in Stücke schneiden. Melonenfruchtfleisch in Stücken aus der Schale schneiden.
Alles im Mixer mit Agavendicksaft nach Geschmack fein pürieren.

Superfruit-Smoothie

Bei allen Beschwerden geeignet

Zubereitungszeit: ca. 10 Minuten

Eine Portion enthält:

89 Kalorien	17 g Kohlenhydrate
2 g Eiweiß	1 g Ballaststoffe
1 g Fett	

Zutaten für 1–3 Gläser

1 daumendickes Stück Ingwer

1 mittelgroße Bio-Orange

2 reife Bananen

140 ml Mandelmilch

2 EL Goji-Beeren

1 Handvoll Eiswürfel

Zubereitung

Den Ingwer schälen, fein reiben. Etwa die Hälfte der Orangenschale fein abreiben. Dann die Orange auspressen. Bananen schälen und in Stücke schneiden.
Sämtliche Zutaten in einen Mixer geben und zu einem cremigen Smoothie mixen.

ANHANG

Wichtige Adressen

**Deutsche Gesellschaft für Ernährung
(DGE) e. V.**
Godesberger Allee 18
53175 Bonn
www.dge.de

Gastro-Liga e. V.
**Deutsche Gesellschaft zur Bekämpfung der
Krankheiten von Magen, Darm und Leber
sowie von Störungen des Stoffwechsels und
der Ernährung**
Friedrich-List-Straße 13
35398 Gießen
www.gastro-liga.de

**Deutsche Gesellschaft für Gastro-
enterologie, Verdauungs- und
Stoffwechselkrankheiten e.V.**
Geschäftsstelle
Olivaer Platz 7
10707 Berlin
www.dgvs.de

Deutsche Reizdarmselbsthilfe e. V.
Postfach 700218
60552 Frankfurt am Main
www.reizdarmselbsthilfe.de

Sodbrennen-Welt
Riemeisterstraße 125
14169 Berlin
www.sodbrennen-welt.de

Rezeptregister

Leichte Abendessen
Chutneys, Dips, Salate und Snacks

Wenn der Magen drückt ...

Dr. Andrea Flemmer

Magen- und Darmerkrankungen natürlich behandeln

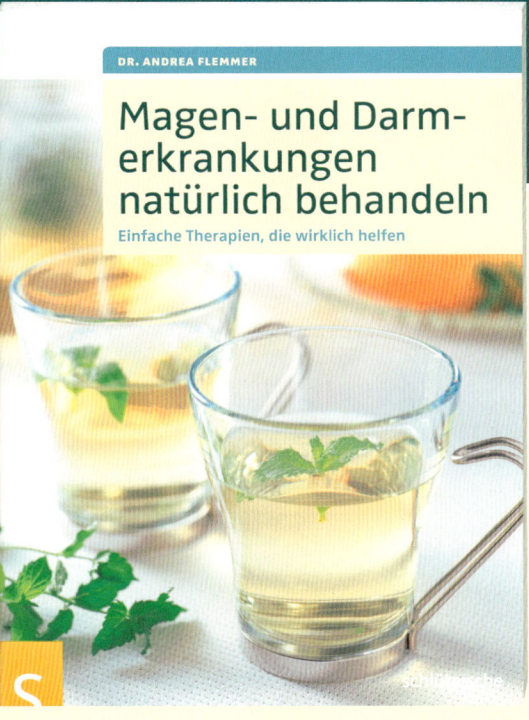

- Natürliche Behandlung auf Basis wissenschaftlicher Erkenntnisse
- Mit Ernährungstipps für einen gesunden Darm
- Ein Ratgeber, der an die Wurzel der Beschwerden geht
- Hilft auf teure Medikamente zu verzichten

152 Seiten, 54 Farbfotos
15,5 x 21,0 cm, Broschur
ISBN 978-3-89993-618-6
€ 16,95 [D] / € 17,50 [A]

Dieser Ratgeber ist auch als eBook erhältlich.

Stand Oktober 2016. Änderungen vorbehalten.

Weitere Bücher zu Gesundheitsthemen:
www.humboldt.de

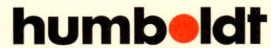

Kochen für den Wohlfühlbauch

Sven-David Müller
Christiane Weißenberger
Schonkost

Schonkost

Leichte Vollkost bei Sodbrennen, Magendruck, Blähungen, Völlegefühl und Übelkeit

Genießen erlaubt!

humboldt

- Über 80 Rezepte – leicht und bekömmlich
- Bestsellerautor Sven-David Müller: über 5 Mio. verkaufte Bücher!
- Übersichtlich: mit allen wichtigen Nährwertangaben pro Portion
- Alle Rezepte frei zu Tagesplänen kombinierbar

136 Seiten, 80 Farbfotos
15,5 x 21,0 cm, Broschur
ISBN 978-3-89993-934-7
€ 19,99 [D] / € 20,60 [A]

Dieser Ratgeber ist auch als eBook erhältlich.

Süße Vielfalt statt Verzicht

Alexandra Hirschfelder
Sabine Offenborn
Lecker ohne . . . Fruktose

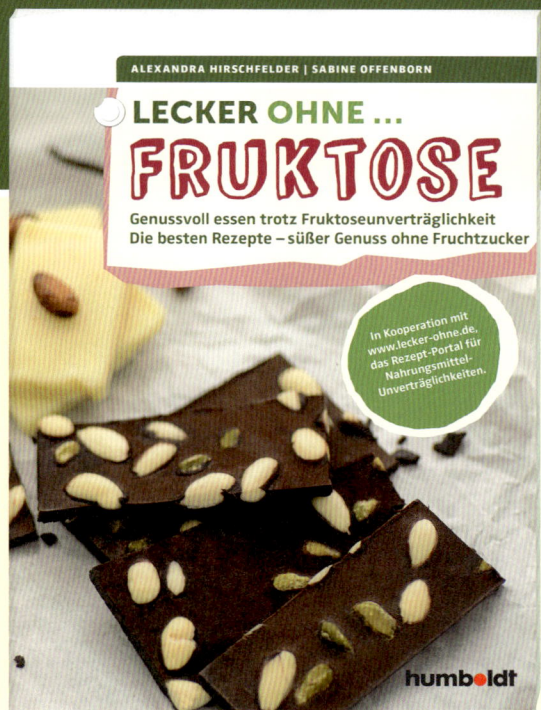

- Lecker statt leiden: Die richtige Ernährung bei Fruktose-Intoleranz
- Neue, frische Rezepte mit vielen süßen Leckereien
- Alle Rezepte mit dem www.lecker-ohne.de-Prüfsiegel versehen

144 Seiten, 60 Farbfotos
15,5 x 21,0 cm, Broschur
ISBN 978-3-89993-864-7
€ 19,99 [D] / € 20,60 [A]

Dieser Ratgeber ist auch als eBook erhältlich.

Weitere Bücher zu Gesundheitsthemen:
www.humboldt.de

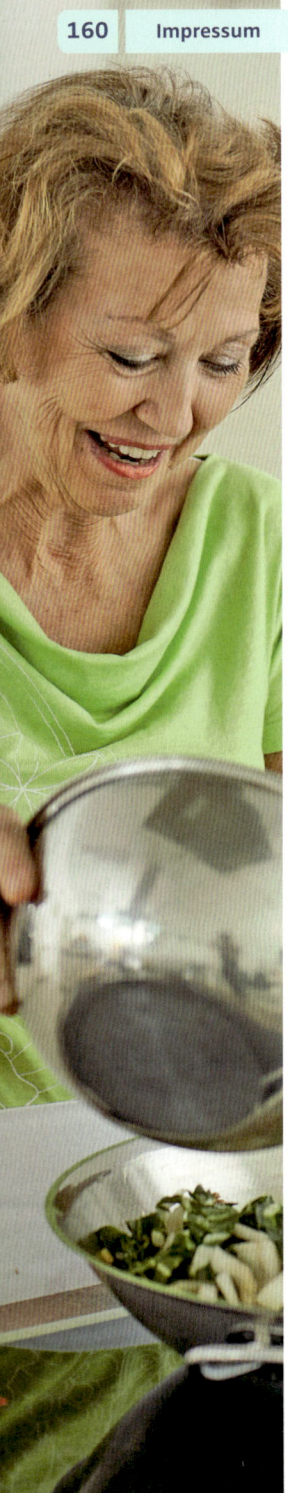

Bibliografische Information der Deutschen Nationalbibliothek
Die Deutsche Nationalbibliothek verzeichnet diese Publikation in der
deutschen Nationalbibliografie; detaillierte bibliografische Daten sind im
Internet über http://dnb.ddb.de/ abrufbar.

ISBN 978-3-89993-944-6 (Print)
ISBN 978-3-8426-8848-3 (PDF)
ISBN 978-3-8426-8849-0 (EPUB)

Fotos:
Titelfoto: shutterstock/Elisabeth Coelfen; Morinka; Ksw Photographer
123rf.com: Svetlana Kolpakova: 56; Olga Miltsova: 68; Vincenzo De
Bernardo: 73; Viktoriia Borysenko: 104; Eva Gruendemann: 148
Fotolia.com: zb89v: 1; martialred: 11; ArTo: 40/41; A_Lein: 47; HERRN-
DORFF: 49; dasuwan: 53; Svetlana Kolpakova: 56; dream79: 59; Eddie: 64;
Martin Turzak: 69; timolina: 79; Ewa Brozek: 82; Alessio Cola: 85; Heike
Rau: 91; nblxer: 96; Brent Hofacker: 107; Printemps: 108; lily_rocha: 111;
Barbara Pheby: 114; Viktorija: 123; alfernec: 133; minadezhda: 135;
bbstudio_ada: 137; olyina: 139; Elenathewise: 143; Zerbor: 144; lecic: 149;
lilechka75: 151
iStockfoto.com: Joe Biafore: 86
Christian Wyrwa: 2/3, 4, 6/7, 35, 160
Ingo Wandmacher: 55, 75, 117

© 2017 Schlütersche Verlagsgesellschaft mbH & Co. KG
Hans-Böckler-Allee 7, 30173 Hannover
www.schluetersche.de

Lektorat: Annette Gillich-Beltz, Essen
Layout: Groothuis, Lohfert, Consorten, Hamburg
Covergestaltung: semper smile Werbeagentur GmbH, München
Satz: Die Feder, Konzeption vor dem Druck GmbH, Wetzlar
Druck und Bindung: Gutenberg Beuys Feindruckerei GmbH, Langenhagen